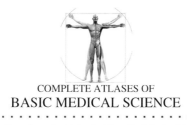

COMPLETE ATLASES OF
BASIC MEDICAL SCIENCE

基础医学图谱系列全辑

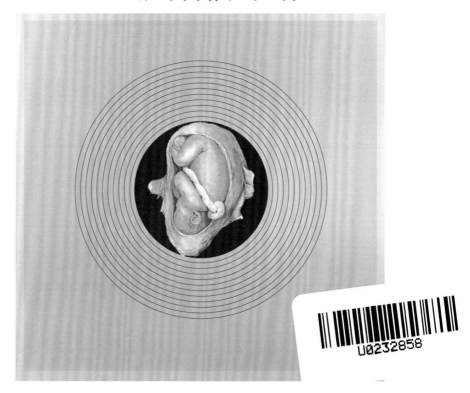

组织胚胎学
彩 色 图 谱
COLOUR ATLAS OF HISTOLOGY AND EMBRYOLOGY

主编◎韩秋生　徐国成　王彦杰

长江出版传媒
Changjiang Publishing & Media　　湖北科学技术出版社
HUBEI SCIENCE & TECHNOLOGY PRESS

《组织胚胎学彩色图谱》编委会名单

主　　审　王　彦

主　　编　韩秋生　徐国成　王彦杰

副 主 编　安圆圆　李淑玲　高俊峰　张　青　郑　玮　康　悦

编绘人员　邹卫东　陈　禹　刘　悦　徐增志　张国栋　李龙飞　梅　雪　蔡纪梅　张　永
　　　　　刘明秋　鄂大治　刘　虹　冯利强　李军平　焦旭文　李　虹　王维东　曾　亮
　　　　　金春峰　陈　惠　曹小明　王　玥　荆玉辰　刘海星　许本柯　梁栋阳　孟祥伟
　　　　　崔　勇　高　海　霍　琨　张雨京　马江波　张本斯　成家茂　张秀军　丁银秀

摄　　影　李会波　刘　丰

图书在版编目（CIP）数据

组织胚胎学彩色图谱／韩秋生，徐国成，王彦杰主编 . —武汉：
湖北科学技术出版社，2018.7
　（基础医学图谱系列全辑）
　ISBN　978－7－5706－0181－3

　Ⅰ . ①组…　Ⅱ . ①韩…　②徐…　③王…　Ⅲ . ①人体组织学－人
体胚胎学－图谱－医学院校－教材　Ⅳ . ① R329.1－64

中国版本图书馆 CIP 数据核字（2018）第 057267 号

出版发行　湖北科学技术出版社
地　　址　武汉市雄楚大街 268 号
　　　　　（湖北出版文化城 B 座 13－14 层）
邮　　编　430070
联系电话　027－87679468
网　　址　http://www.hbstp.com.cn
印 刷 者　武汉市金港彩印有限公司
开本尺寸　787×1092　1/16
字　　数　280 千字

印　　张　9　插页 4
出版时间　2018 年 7 月第 1 版
印刷时间　2018 年 7 月第 1 次印刷
策　　划　杨瑰玉
责任编辑　严　冰
封面设计　喻　杨
版式设计　徐国成
定　　价　138.00 元

前言
INTRODUCTION

组织学和胚胎学对高等医学院校学生来说是两门很重要的医学基础课程。人体各系统器官的微细结构和超微结构，是实现各种生理功能和病理改变的形态基础。学习这两门学科，均需在观察形态结构的基础上进行理解、记忆。在课堂上观察组织、器官的微细结构和超微结构，由于时间短、内容多，极易造成印象不深，不利于加深学生的理解和记忆。而观察不同发育时期的幼小人胚标本，又很难体会胎儿在不同生长发育时期形体和器官的变化关系。因此，编绘一部具有科学性、系统性、真实感强的组织胚胎学图谱，就变得非常必要。

组织学、胚胎学近几年发展很快，教学内容也不断地充实和更新。为使图谱的内容适应学科的发展，我们在汇集了我校和兄弟院校成熟的教学经验的基础上，收集了大量的资料和图片，编绘了这部光镜和电镜相结合的《组织胚胎学彩色图谱》。

这部图谱是依据高等医学院校"组织、胚胎学教学大纲"和高等医学院校"医学专业业务统考大纲"的规定内容进行编绘的。图谱的光镜图像均为彩色，电镜图像均为原版照片。图像清晰、重点突出、真实感强。在图像设计上，吸取了国内外相同学科教材和图谱的精华，构图独特、新颖，是高等医学院校师生必不可少的工具书。对从事科学研究、生理学和病理学的学习以及临床病理观察各种切片也具有极大的参考价值。

在本图谱编绘过程中，我们得到了中国医科大学各级领导的热情支持和鼓励，得到了中国医科大学和各兄弟院校专家学者的亲切指导，在此一并表示谢意。

由于我们编绘水平有限，本图谱若存在不足之处，恳请各界同仁和广大读者不吝指正，以便再版时改进。

韩秋生　徐国成　王彦杰

2018 年 7 月

目 录
CONTENTS

组织学 HISTOLOGY | **1**

胚胎学 EMBRYOLOGY 　　　　　　　　　　　　　　　　　　　　　　　　　　　**97**

HISTOLOGY

组织学

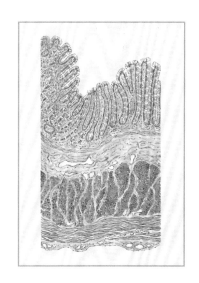

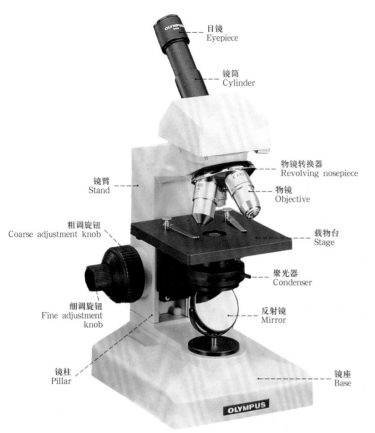

目镜
Eyepiece

镜筒
Cylinder

物镜转换器
Revolving nosepiece

镜臂
Stand

物镜
Objective

粗调旋钮
Coarse adjustment knob

载物台
Stage

细调旋钮
Fine adjustment knob

聚光器
Condenser

反射镜
Mirror

镜柱
Pillar

镜座
Base

OLYMPUS

1. 单筒型显微镜
Monocular microscope

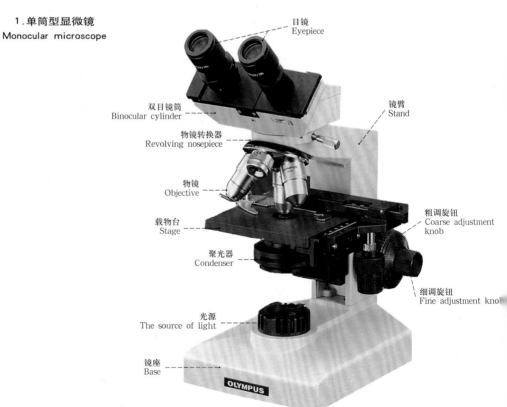

目镜
Eyepiece

双目镜筒
Binocular cylinder

镜臂
Stand

物镜转换器
Revolving nosepiece

物镜
Objective

粗调旋钮
Coarse adjustment knob

载物台
Stage

聚光器
Condenser

细调旋钮
Fine adjustment knob

光源
The source of light

镜座
Base

OLYMPUS

2. 双筒型显微镜
Binocular microscope

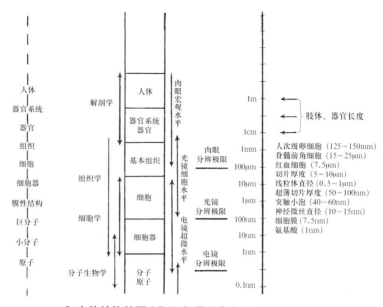

人体
器官系统
器官
组织
细胞
细胞器
膜性结构
巨分子
小分子
原子

解剖学

组织学

细胞学

分子生物学

人体
器官系统
器官
基本组织
细胞
细胞器
分子
原子

肉眼宏观水平
光镜细胞水平
电镜超微水平

肉眼分辨极限
光镜分辨极限
电镜分辨极限

1m
1cm
1mm
100μm
10μm
1μm
100nm
10nm
1nm
0.1nm

肢体、器官长度

人次级卵细胞（125～150mm）
脊髓前角细胞（15～25μm）
红血细胞（7.5μm）
切片厚度（5～10μm）
线粒体直径（0.5～1μm）
超薄切片厚度（50～100nm）
突触小泡（40～60nm）
神经微丝直径（10～15nm）
细胞膜（7.5nm）
氨基酸（1nm）

3. 人体结构的研究和组织学观察水平
Research of the structure of human body and the observing level of histology

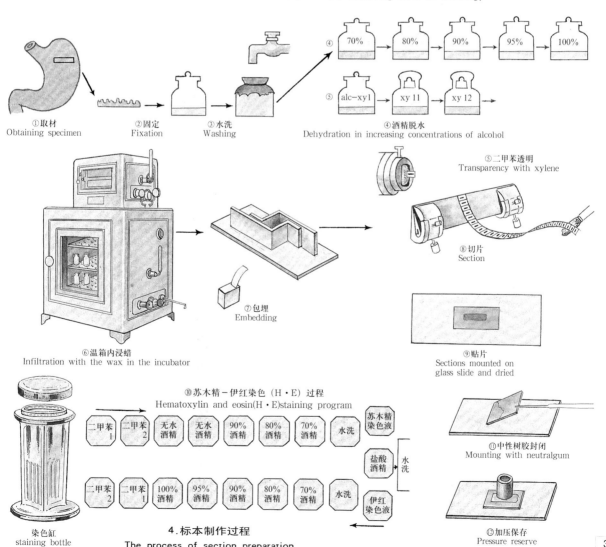

① 取材
Obtaining specimen

② 固定
Fixation

③ 水洗
Washing

④ 酒精脱水
Dehydration in increasing concentrations of alcohol

70% 80% 90% 95% 100%

alc-xy1 xy 11 xy 12

⑤ 二甲苯透明
Transparency with xylene

⑥ 温箱内浸蜡
Infiltration with the wax in the incubator

⑦ 包埋
Embedding

⑧ 切片
Section

⑨ 贴片
Sections mounted on glass slide and dried

⑩ 苏木精－伊红染色（H·E）过程
Hematoxylin and eosin(H·E)staining program

二甲苯1 二甲苯2 无水酒精 无水酒精 90%酒精 80%酒精 70%酒精 水洗 苏木精染色液

盐酸酒精 水洗

二甲苯2 二甲苯1 100%酒精 95%酒精 90%酒精 80%酒精 70%酒精 水洗 伊红染色液

染色缸
staining bottle

⑪ 中性树胶封闭
Mounting with neutralgum

⑫ 加压保存
Pressure reserve

4. 标本制作过程
The process of section preparation

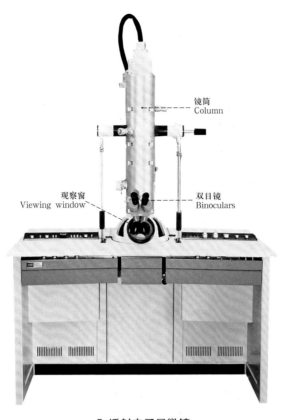

5.透射电子显微镜
Transmission electron microscope

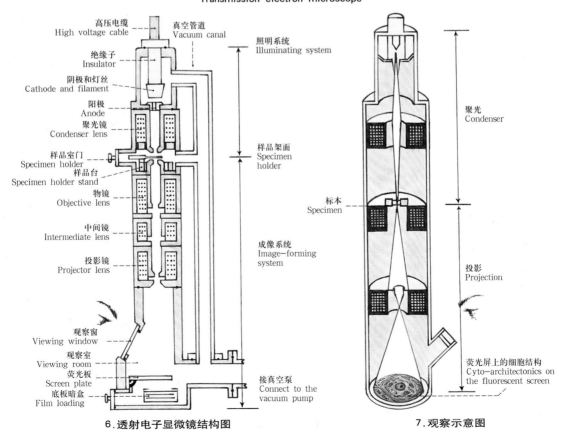

高压电缆
High voltage cable

真空管道
Vacuum canal

照明系统
Illuminating system

绝缘子
Insulator

阴极和灯丝
Cathode and filament

阳极
Anode

聚光镜
Condenser lens

样品室门
Specimen holder

样品台
Specimen holder stand

物镜
Objective lens

中间镜
Intermediate lens

投影镜
Projector lens

观察窗
Viewing window

观察室
Viewing room

荧光板
Screen plate

底板暗盒
Film loading

样品架面
Specimen holder

成像系统
Image-forming system

接真空泵
Connect to the vacuum pump

聚光
Condenser

标本
Specimen

投影
Projection

荧光屏上的细胞结构
Cyto-architectonics on the fluorescent screen

6.透射电子显微镜结构图
Diagram of structure of transmission electron microscope

7.观察示意图
Diagram showing observation

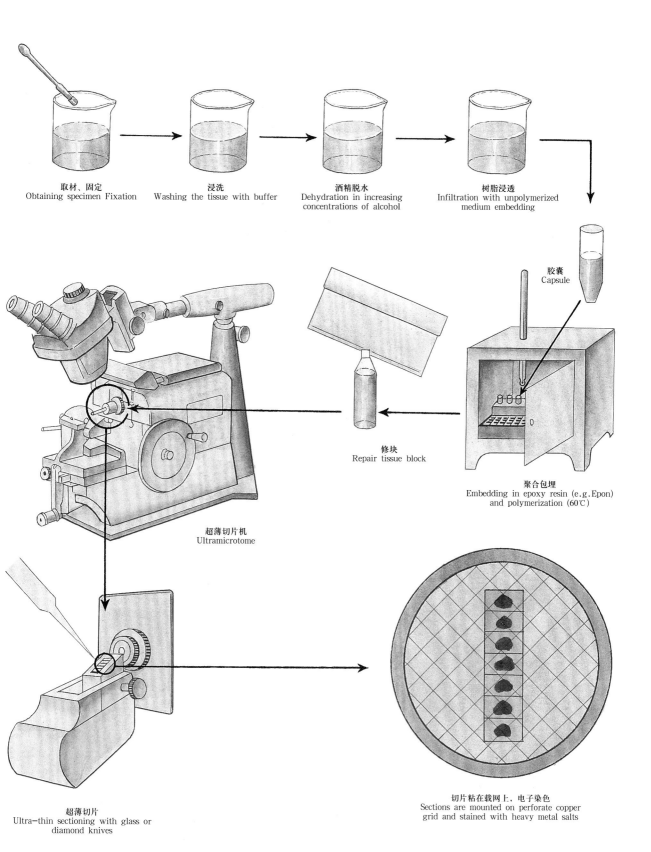

取材、固定
Obtaining specimen Fixation

浸洗
Washing the tissue with buffer

酒精脱水
Dehydration in increasing concentrations of alcohol

树脂浸透
Infiltration with unpolymerized medium embedding

胶囊
Capsule

修块
Repair tissue block

聚合包埋
Embedding in epoxy resin (e.g.Epon) and polymerization (60℃)

超薄切片机
Ultramicrotome

超薄切片
Ultra−thin sectioning with glass or diamond knives

切片粘在载网上，电子染色
Sections are mounted on perforate copper grid and stained with heavy metal salts

8.电镜标本制作过程
Preparation procedure of specimen for electron microscope

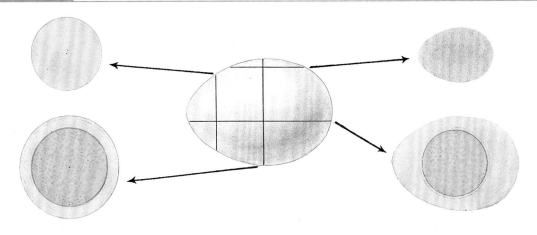

9.卵圆形细胞不同方位的切面图
Different sections of an oval cell

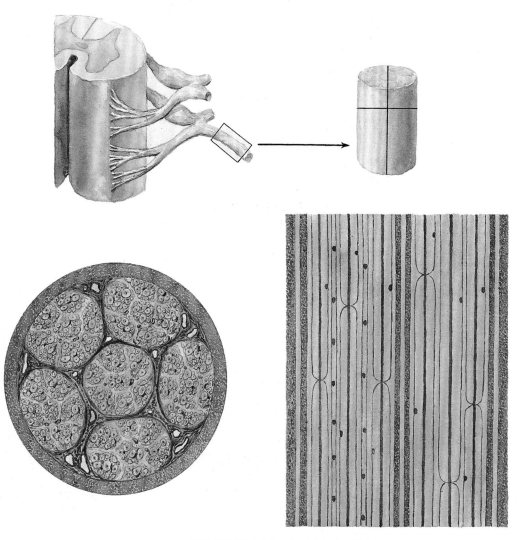

10.脊神经的纵（右）、横（左）切面图
Longitudinal (right) and cross (left) sections of spinal nerve

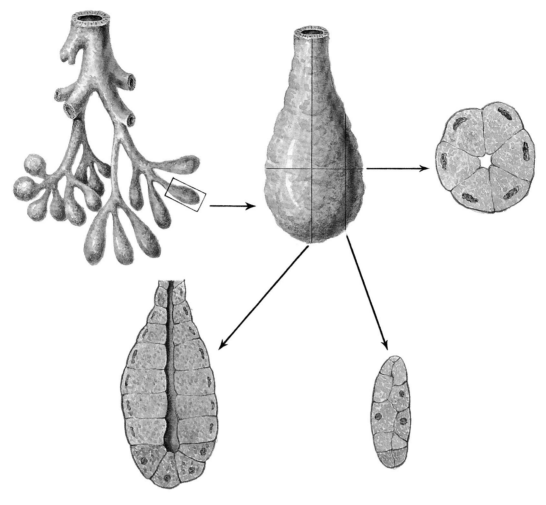

11.一个腺泡的纵横切面图
Longitudinal and cross sections of an acinus

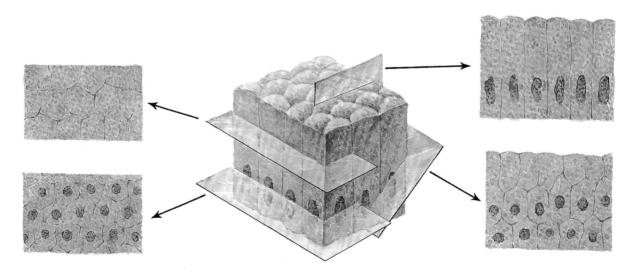

12.单层柱状上皮不同方位的切面图
Sections of simple columnar epithelium in different directions

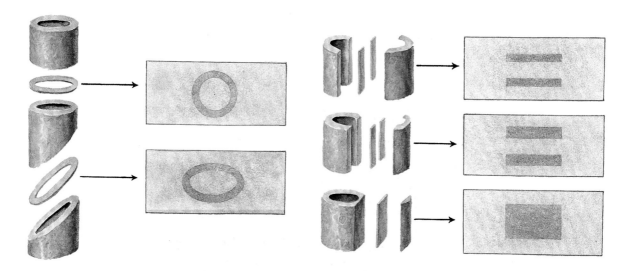

13.管状结构不同方位的切面图
Different sections of a tube—shaped organ

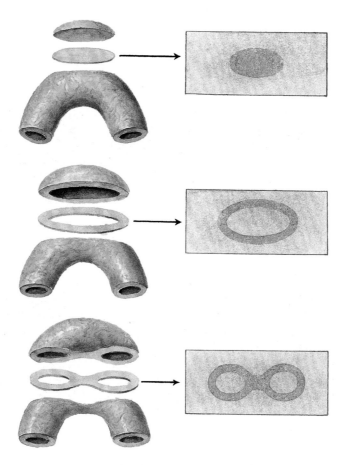

14.弓形管状结构不同方位的切面图
Different sections of an arch—shaped tube

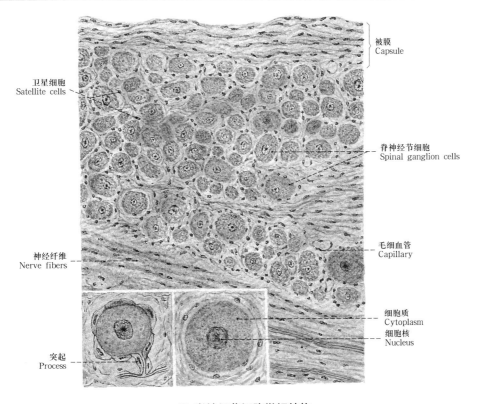

被膜
Capsule

卫星细胞
Satellite cells

脊神经节细胞
Spinal ganglion cells

神经纤维
Nerve fibers

毛细血管
Capillary

细胞质
Cytoplasm

细胞核
Nucleus

突起
Process

15. 脊神经节细胞微细结构
Microstructure of spinal ganglion cells

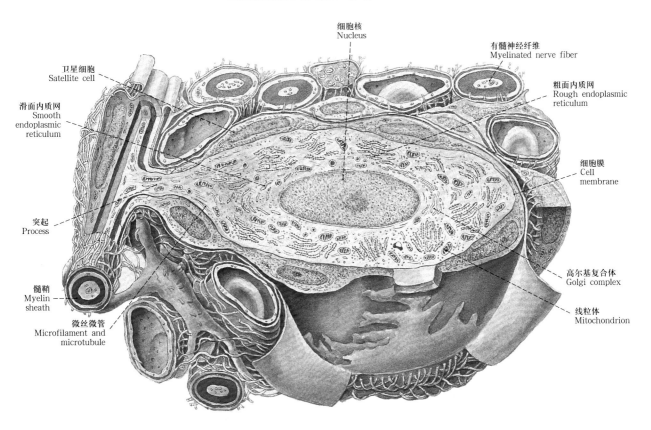

细胞核
Nucleus

有髓神经纤维
Myelinated nerve fiber

卫星细胞
Satellite cell

粗面内质网
Rough endoplasmic reticulum

滑面内质网
Smooth endoplasmic reticulum

细胞膜
Cell membrane

突起
Process

高尔基复合体
Golgi complex

髓鞘
Myelin sheath

线粒体
Mitochondrion

微丝微管
Microfilament and microtubule

16. 脊神经节细胞的超微结构立体图
Three—dimensional diagram of ultrastructure of spinal ganglion cell

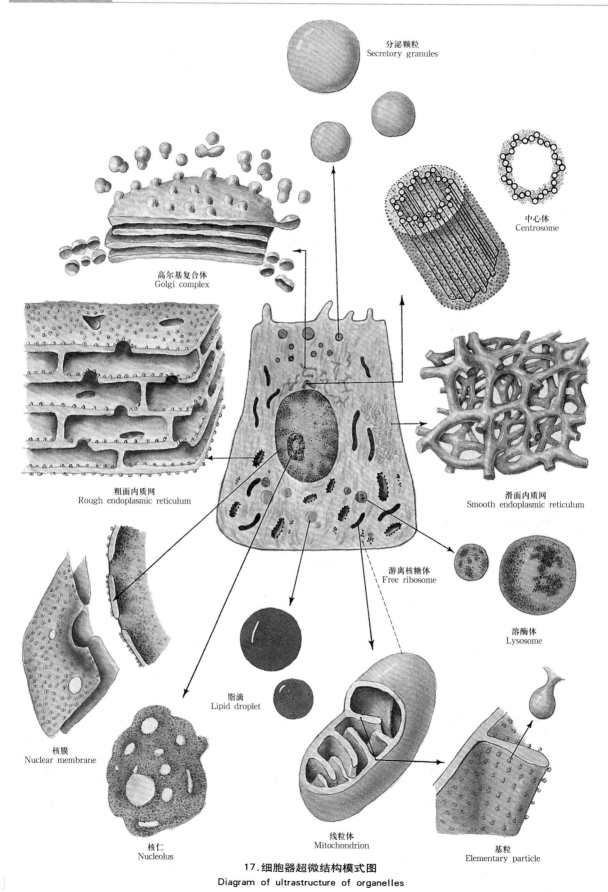

分泌颗粒
Secretory granules

中心体
Centrosome

高尔基复合体
Golgi complex

粗面内质网
Rough endoplasmic reticulum

滑面内质网
Smooth endoplasmic reticulum

游离核糖体
Free ribosome

溶酶体
Lysosome

核膜
Nuclear membrane

脂滴
Lipid droplet

核仁
Nucleolus

线粒体
Mitochondrion

基粒
Elementary particle

17. 细胞器超微结构模式图
Diagram of ultrastructure of organelles

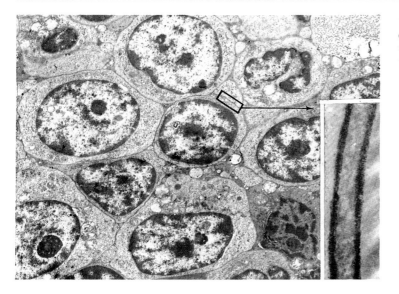

18.细胞膜

Cell membrane（×6 500）

右下图为放大的细胞膜，
显示电子密度不同的三层结构。

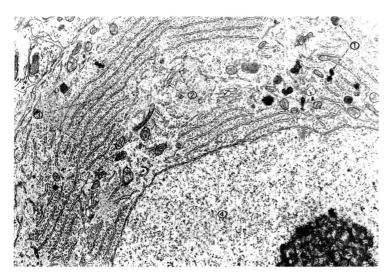

19.细胞质

Cytoplasm（×10 000）
①溶酶体　Lysosome
②高尔基复合体　Golgi complex
③粗面内质网　Rough endoplasmic reticulum
④细胞核　Nucleus
⑤核仁　Nucleolus

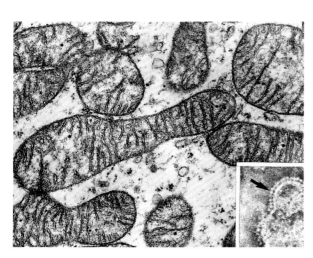

20.板状嵴线粒体

Mitochondria with laminar cristae（×50 000）
右下图为扩大的线粒体嵴和基粒
嵴：Crista　基粒：Elementary particle

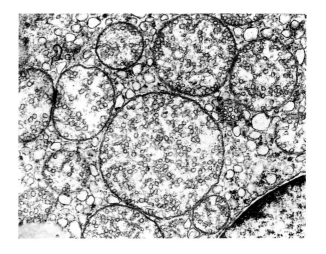

21.管状嵴线粒体

Mitochondria with tubiform cristae（×50 000）

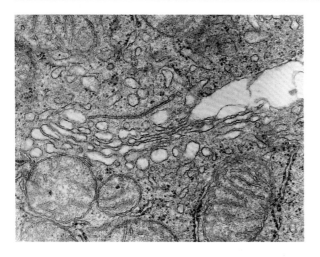

22.高尔基复合体①
Golgi complex ① (×50 000)

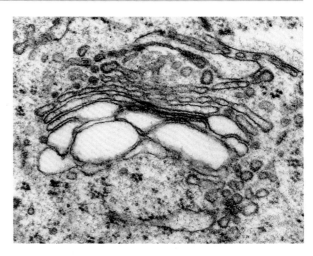

23.高尔基复合体②
Golgi complex ② (×70 000)

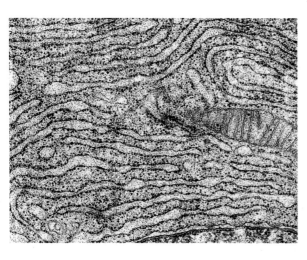

24.粗面内质网
Rough endoplasmic reticulum (×70 000)

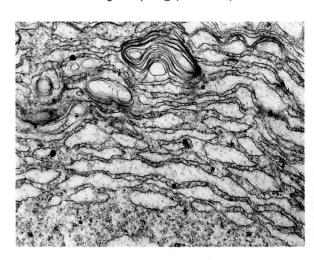

25.滑面内质网①
Smooth endoplasmic reticulum ① (×40 000)

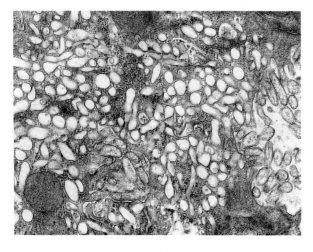

26.滑面内质网②
Smooth endoplasmic reticulum ② (×30 000)

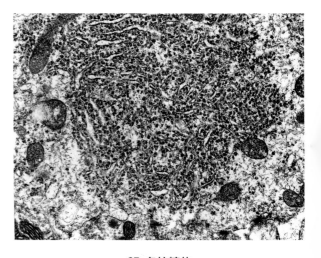

27.多核糖体
Polyribosome (×30 000)

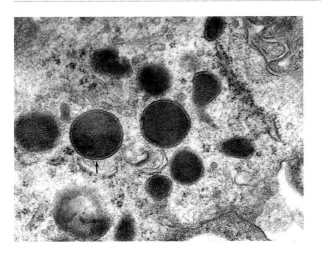

28.初级溶酶体
Primary lysosome (× 50 000)

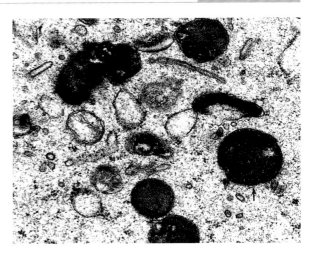

29.次级溶酶体
Secondary lysosome (× 48 000)

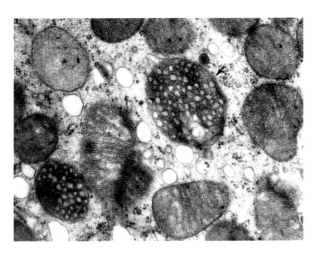

30.多泡体
Multivesicular body (× 45 000)

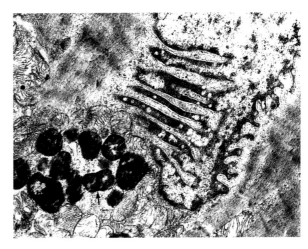

31.残余体
Residual body (× 20 000)

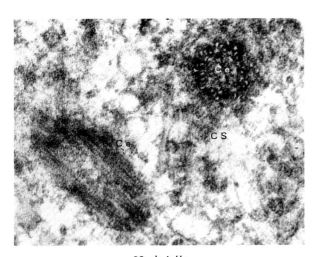

32.中心体
Centrosome (× 120 000)
Ce: centriole 中心粒
CS: centriolar satellite 中心粒卫星体

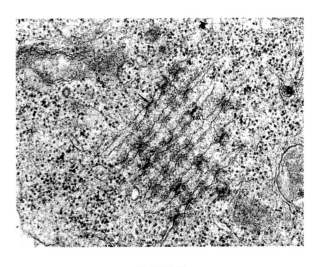

33.环孔板
Annulate lamella (× 40 000)
↑示环行小孔

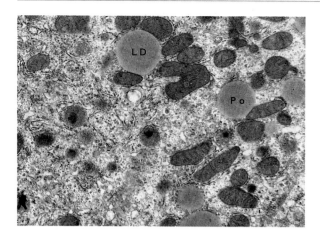

34. 小鼠肝细胞内的过氧化物酶体和脂滴
Peroxisomes and lipid droplets of mouse
hepatocyte（× 18 000）
Po：peroxisome　过氧化物酶体
LD：lipid droplet

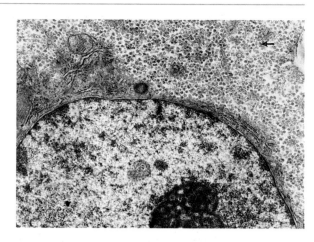

35. 人肝细胞内的糖原颗粒
Glycogen granules of human hepatocyte（× 10 000）
←示 glycogen granule 糖原颗粒

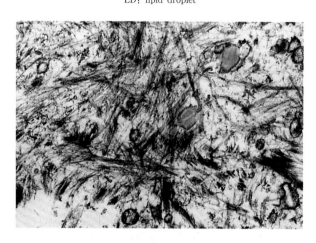

36. 人表皮棘细胞内张力丝
Tonofilaments of spinous cell in the human
epidermis（× 24 000）

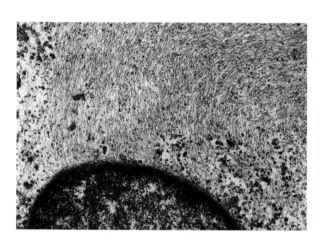

37. 小鼠腱细胞内的波形微丝
Vimentin filaments of mouse tendon cell（× 20 000）

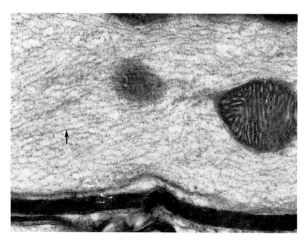

38. 胎儿有髓神经纤维的神经丝
Neuro filaments of fetal myelinated nerve
fiber（× 40 000）

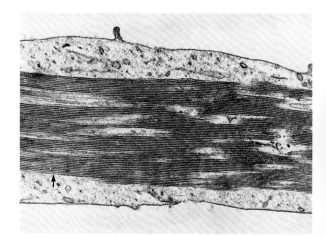

39. 豚鼠内耳支持细胞内的微管
Microtubules of sertoli cell in the
guinea pig internal ear（× 30 000）

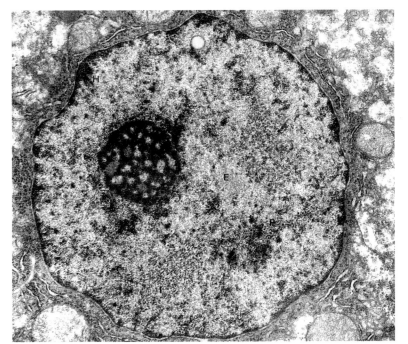

40.小鼠肝细胞核
Nucleus of mouse hepatocyte
(×60 000)
E：euchromatin 常染色质
H：heterochromatin 异染色质
P：perichromatin granule 染色质周围颗粒
I：interchromatin granule 染色质间颗粒

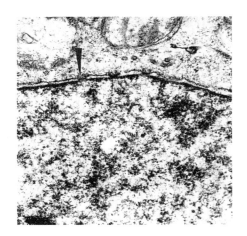

41.核孔
Nuclear pore (×50 000)
↑示核孔

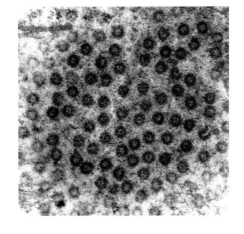

42.猴神经元的核孔
Nuclear pores of monkey neuron (×52 000)

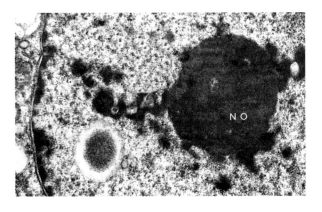

43.核仁
Nucleolus (×6 000)
NO：nucleolus 核仁

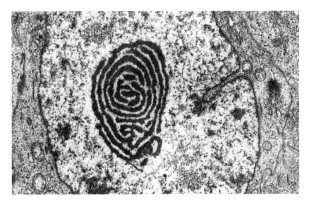

44.核仁丝
Nucleolonema (×9 000)

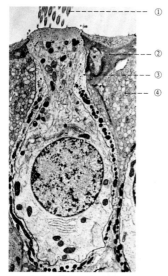

45.兔内耳椭圆囊斑的毛细胞
Hair cell in macula utriculi of rabbit internal ear (×3 000)
①纤毛 Cilium ③神经末梢 Nerve ending
②耳石膜 Otolithic membrane ④支持细胞 Sertoli cell

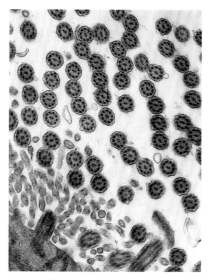

46.人气管上皮柱状细胞的纤毛
Cilium in epithelial columnar cell of human trachea
(×20 000)

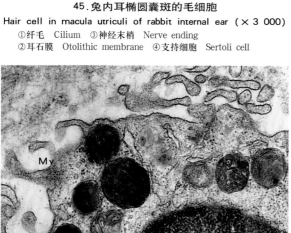

47.肥大细胞的微绒毛
Microvillus of mast cell (×44 000)
Mv：microvillus 微绒毛

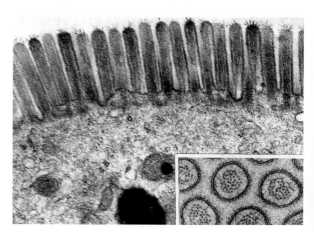

48.小鼠小肠上皮吸收细胞的微绒毛
Microvillus in epithelial absorptive cell of
mouse small intestine (×50 000)

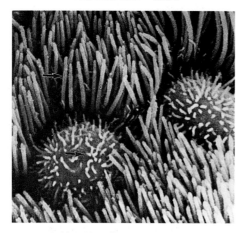

49.兔输卵管上皮细胞的纤毛和微绒毛
Cilium and microvillus of rabbit oviducal
epithelium (×6 500)

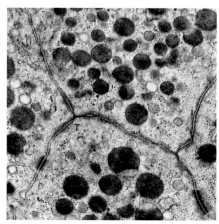

50.细胞连接 Cell junction (×24 000)
T：tight junction 紧密连接
I：intermediate junction 中间连接

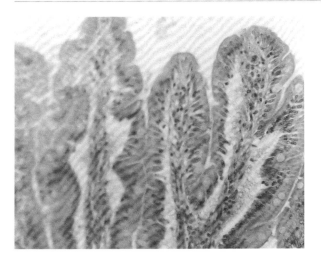

51. 单层柱状上皮（H·E 高倍）
Simple columnar epithelium

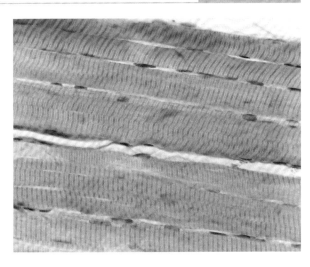

52. 骨骼肌（H·E 高倍）
Skeletal muscle

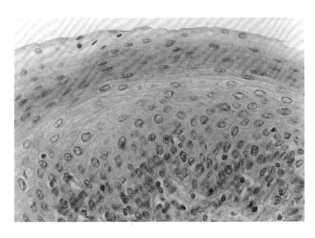

53. 复层扁平上皮（H·E 高倍）
Stratified squamous epithelium

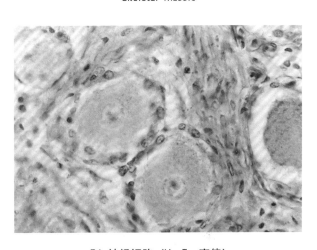

54. 神经细胞（H·E 高倍）
Nerve cell

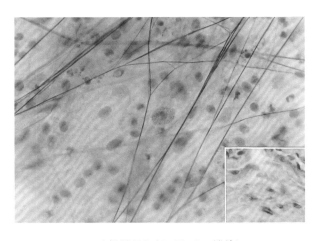

55. 疏松结缔组织（H·E 铺片）
Loose connective tissue

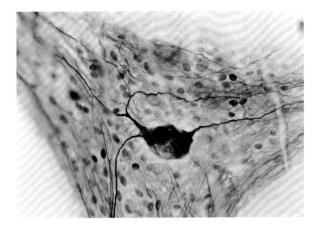

56. 神经元的胞体和突起（银染）
The soma and processes of a neuron

构成人体的四种基本组织（图51～56）（×150）
Picture 51～56 show 4 basic types of tissues of human body

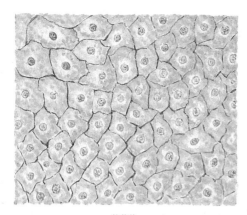

整装片
Massire specimen

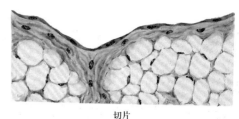

切片
Section

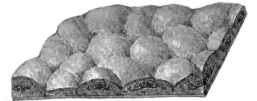

立体模式图
Three-dimensional diagram

57. 单层扁平上皮
Simple squamous epithelium

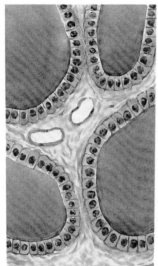

切片
Section

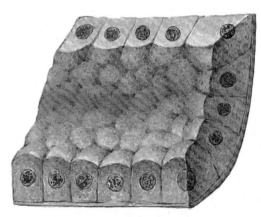

立体模式图
Three-dimensional diagram

58. 单层立方上皮
Simple cuboidal epithelium

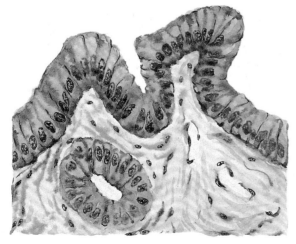

切片
Section

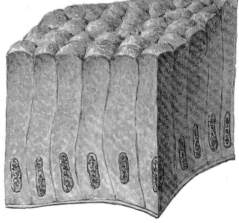

立体模式图
Three-dimensional diagram

59. 单层柱状上皮
Simple columnar epithelium

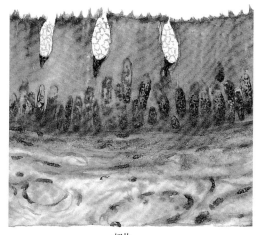

切片
Section

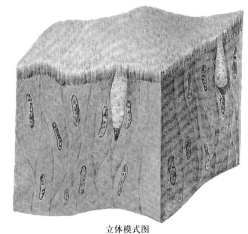

立体模式图
Three-dimensional diagram

60.假复层纤毛柱状上皮
Pseudostratified ciliated columnar epithelium

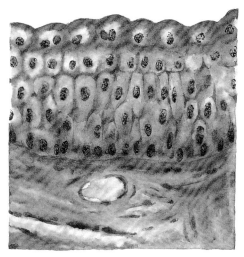

切片
Section

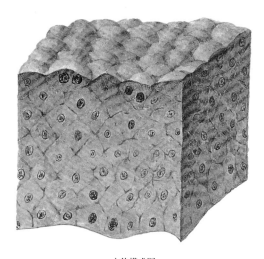

立体模式图
Three-dimensional diagram

61.变移上皮
Transitional epithelium

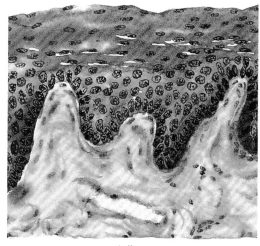

切片
Section

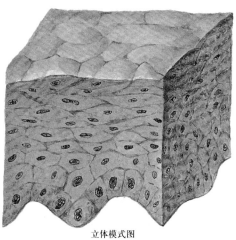

立体模式图
Three-dimensional diagram

62.非角化复层扁平上皮
Nonkeratinized stratified squamous epithelium

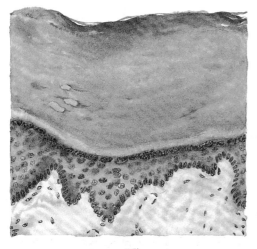

切片
Section

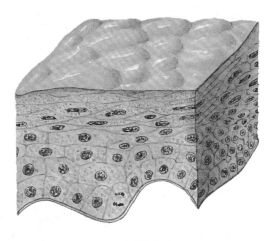

立体模式图
Three-dimensional diagram

63.角化复层扁平上皮
Keratinized stratified squamous epithelium

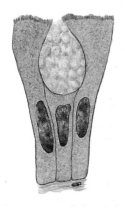

64.单细胞腺（杯状细胞）
Unicellular gland (goblet cell)

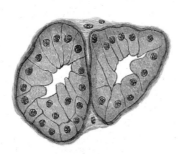

65.浆液性腺泡
Serous acinus

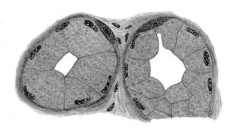

66.黏液性腺泡
Mucous acinus

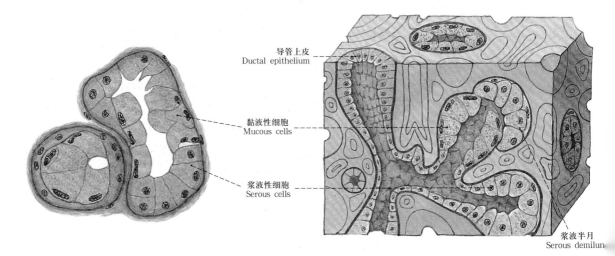

67.混合性腺泡
Mixed acinus

导管上皮
Ductal epithelium

黏液性细胞
Mucous cells

浆液性细胞
Serous cells

浆液半月
Serous demilun

68.各种腺泡及导管模式图
Diagram showing the different types of acini and ducts

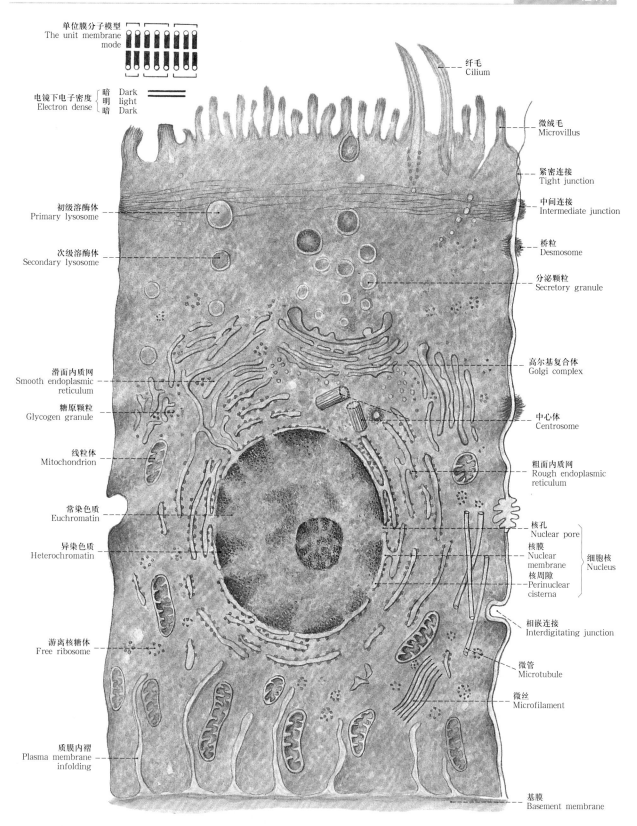

单位膜分子模型
The unit membrane mode

电镜下电子密度 {暗 明 暗} {Dark light Dark}

纤毛
Cilium

微绒毛
Microvillus

紧密连接
Tight junction

中间连接
Intermediate junction

桥粒
Desmosome

分泌颗粒
Secretory granule

初级溶酶体
Primary lysosome

次级溶酶体
Secondary lysosome

高尔基复合体
Golgi complex

中心体
Centrosome

滑面内质网
Smooth endoplasmic reticulum

糖原颗粒
Glycogen granule

粗面内质网
Rough endoplasmic reticulum

线粒体
Mitochondrion

核孔
Nuclear pore

核膜
Nuclear membrane

核周隙
Perinuclear cisterna

细胞核
Nucleus

常染色质
Euchromatin

异染色质
Heterochromatin

相嵌连接
Interdigitating junction

微管
Microtubule

游离核糖体
Free ribosome

微丝
Microfilament

质膜内褶
Plasma membrane infolding

基膜
Basement membrane

69.细胞超微结构和细胞连接模式图
Diagram of ultrastructure of cell and cell junction

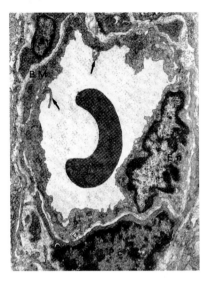

70.人胃黏膜下层
的毛细血管
Submucosal
capillary of
human stomach
(×8 000)
En:endothelium
内皮
BM:basement
membrane
基膜
Pc:pericyte
周细胞
↑示内皮细胞的胞质
突起

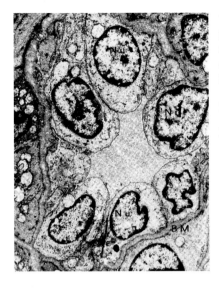

71.人子宫内膜螺
旋动脉的内皮
Endothelium in
spiral artery of
human endometrium
(×7 000)
Nu:nucleus
细胞核
BM:basement
membrane
基膜

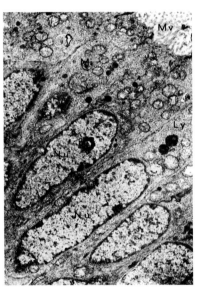

72.人子宫颈腺的
单层柱状上皮
Simple columnar
epithelium in
human cervical
gland (×6 000)
Mv:microvillus
微绒毛
Nu:nucleus
细胞核
Mi:mitochondrion
线粒体
Ly:lysosome
溶酶体

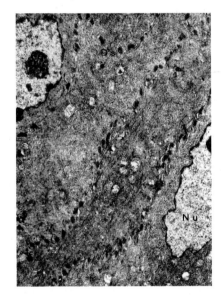

73.胎儿舌黏膜的
复层扁平上皮
Stratified squa—
mous epithelium
of fetal periglottis
(×8 000)
Ds:desmosome
桥粒
Nu:nucleus
细胞核

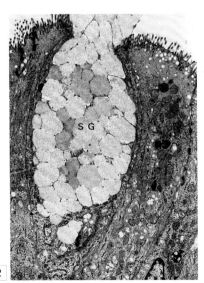

74.杯状细胞
Goblet cell
(×6 000)
SG:secretory granule
分泌颗粒

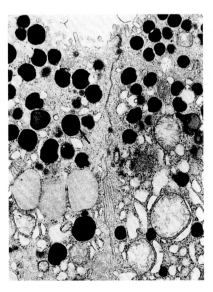

75.分泌颗粒
Secretory granule
(×15 000)
↑ Secretory granule
分泌颗粒

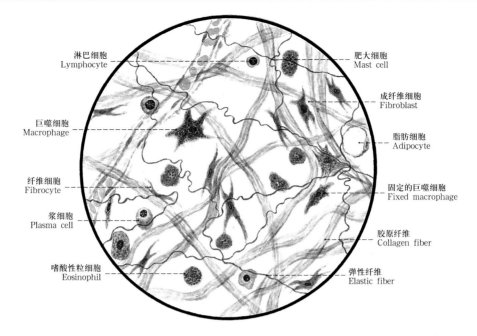

淋巴细胞
Lymphocyte

肥大细胞
Mast cell

成纤维细胞
Fibroblast

巨噬细胞
Macrophage

脂肪细胞
Adipocyte

纤维细胞
Fibrocyte

固定的巨噬细胞
Fixed macrophage

浆细胞
Plasma cell

胶原纤维
Collagen fiber

嗜酸性粒细胞
Eosinophil

弹性纤维
Elastic fiber

76.疏松结缔组织铺片（高倍）
Spreading section of loose connective tissue

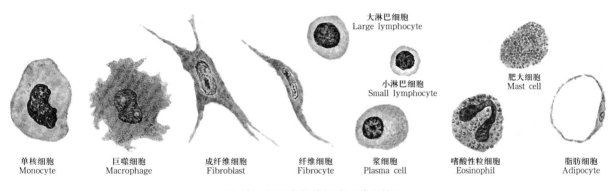

大淋巴细胞
Large lymphocyte

小淋巴细胞
Small lymphocyte

肥大细胞
Mast cell

单核细胞
Monocyte

巨噬细胞
Macrophage

成纤维细胞
Fibroblast

纤维细胞
Fibrocyte

浆细胞
Plasma cell

嗜酸性粒细胞
Eosinophil

脂肪细胞
Adipocyte

77.结缔组织内各种细胞（油浸镜）
Various cells of connective tissue

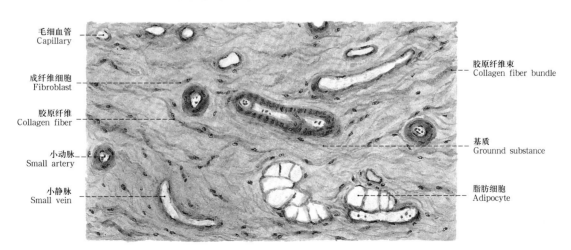

毛细血管
Capillary

胶原纤维束
Collagen fiber bundle

成纤维细胞
Fibroblast

胶原纤维
Collagen fiber

基质
Grounnd substance

小动脉
Small artery

小静脉
Small vein

脂肪细胞
Adipocyte

78.疏松结缔组织切片（H·E 低倍）
Section of loose connective tissue

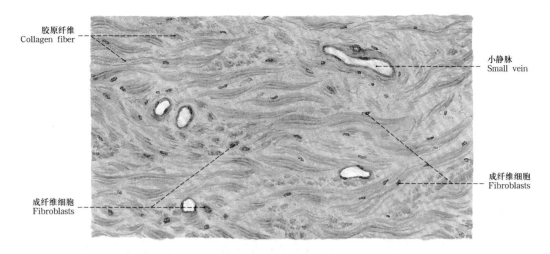

胶原纤维
Collagen fiber

小静脉
Small vein

成纤维细胞
Fibroblasts

成纤维细胞
Fibroblasts

79.致密结缔组织—真皮（H·E 高倍）
Dense connective tissue —dermis

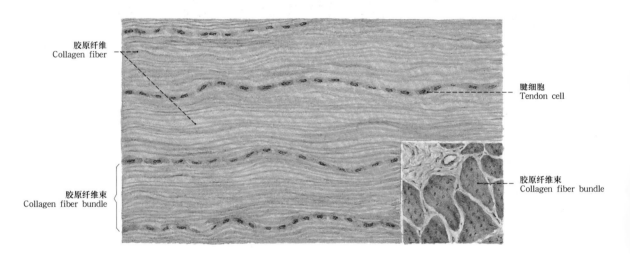

胶原纤维
Collagen fiber

腱细胞
Tendon cell

胶原纤维束
Collagen fiber bundle

胶原纤维束
Collagen fiber bundle

80.规则致密结缔组织—肌腱（H·E 高倍）
Dense regular connective tissue — tendon

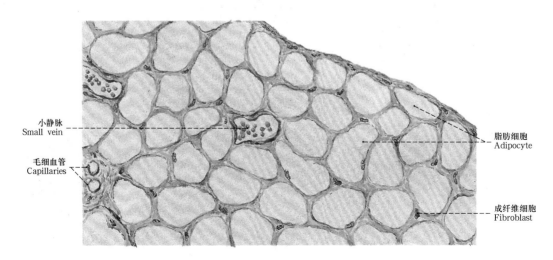

小静脉
Small vein

毛细血管
Capillaries

脂肪细胞
Adipocyte

成纤维细胞
Fibroblast

81.脂肪组织（H·E 高倍）
Adipose tissue

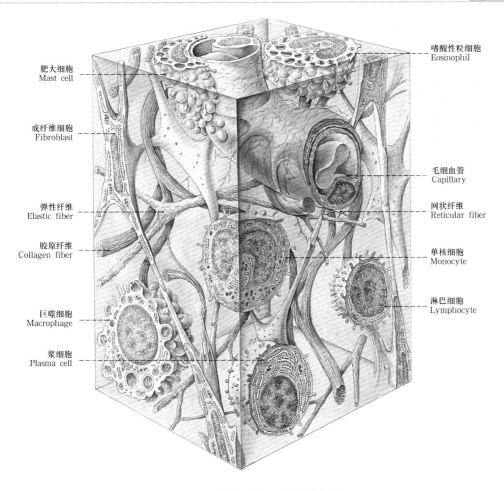

肥大细胞
Mast cell

成纤维细胞
Fibroblast

弹性纤维
Elastic fiber

胶原纤维
Collagen fiber

巨噬细胞
Macrophage

浆细胞
Plasma cell

嗜酸性粒细胞
Eosinophil

毛细血管
Capillary

网状纤维
Reticular fiber

单核细胞
Monocyte

淋巴细胞
Lymphocyte

82.疏松结缔组织立体结构图
Three—dimensional diagram of structure of loose connective tissue

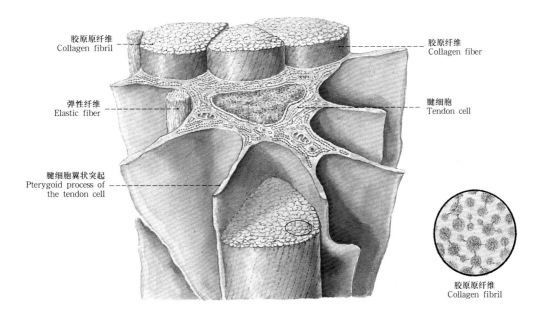

胶原原纤维
Collagen fibril

弹性纤维
Elastic fiber

腱细胞翼状突起
Pterygoid process of
the tendon cell

胶原纤维
Collagen fiber

腱细胞
Tendon cell

胶原原纤维
Collagen fibril

83.致密结缔组织立体结构图（肌腱）
Three—dimensional diagram of structure of dense connective tissue (Tendon)

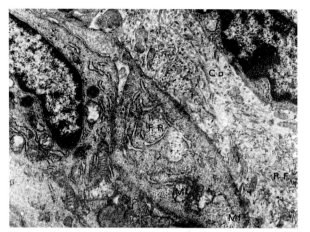

84. 成纤维细胞 Fibroblast （× 18 000）
Co：collagen fibril   胶原原纤维
RF：reticular fiber   网状纤维
Mf：microfilament   微丝
Mi：mitochondrion   线粒体
FR：free ribosome   游离核糖体

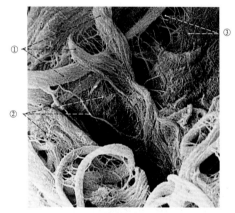

86. 胶原纤维和网状纤维 Collagen
fibers and reticular fibers （× 3 600）
①胶原纤维   Collagen fiber
②、③网状纤维   Reticular fiber

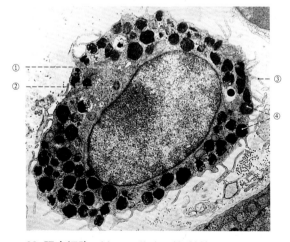

88. 肥大细胞   Mast cell （× 42 000）
①高尔基复合体 Golgi complex
②溶酶体 Lysosome
③微绒毛 Microvillus
④分泌颗粒 Secretory granule

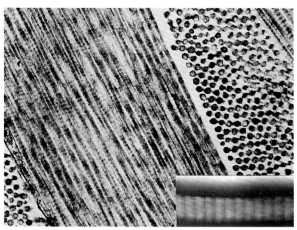

85. 胶原纤维 Collagen fiber （× 20 000）
右下图为剥离负染的胶原原纤维

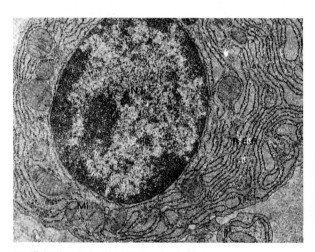

87. 浆细胞   Plasma cell （× 23 000）
RER：rough endoplasmic reticulum   粗面内质网
Mi：mitochondrion   线粒体

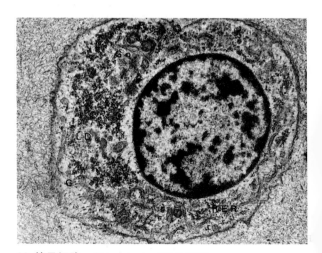

89. 软骨细胞   Chondrocyte （× 8 000）
G：glycogen granule   糖原颗粒
LD：lipid droplet   脂滴
RER：rough endoplasmic reticulum   粗面内质网
Go：Golgi complex   高尔基复合体

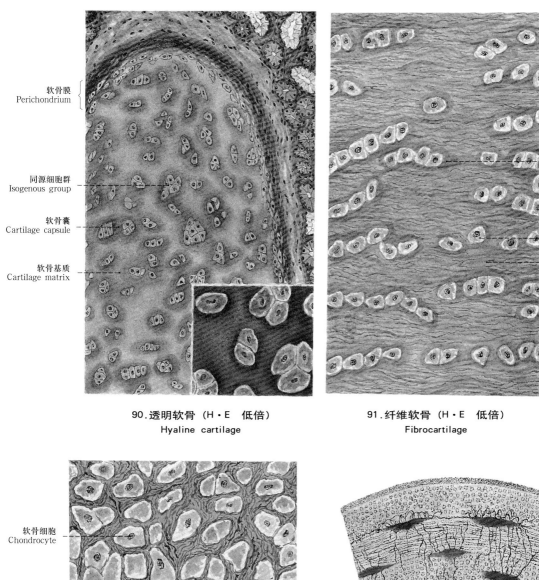

软骨膜
Perichondrium

同源细胞群
Isogenous group

软骨囊
Cartilage capsule

软骨基质
Cartilage matrix

软骨囊
Cartilage capsule

软骨细胞
Chondrocyte

胶原纤维
Collagen fiber

90.透明软骨（H·E 低倍）
Hyaline cartilage

91.纤维软骨（H·E 低倍）
Fibrocartilage

软骨细胞
Chondrocyte

弹性纤维
Elastic fiber

软骨膜
Perichondrium

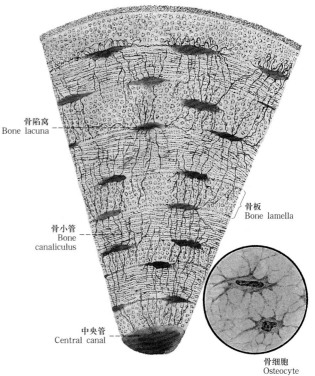

骨陷窝
Bone lacuna

骨板
Bone lamella

骨小管
Bone canaliculus

中央管
Central canal

骨细胞
Osteocyte

92.弹性软骨（弹性染色）
Elastic cartilage

93.骨磨片（大丽紫染色）
Bony abrasive section

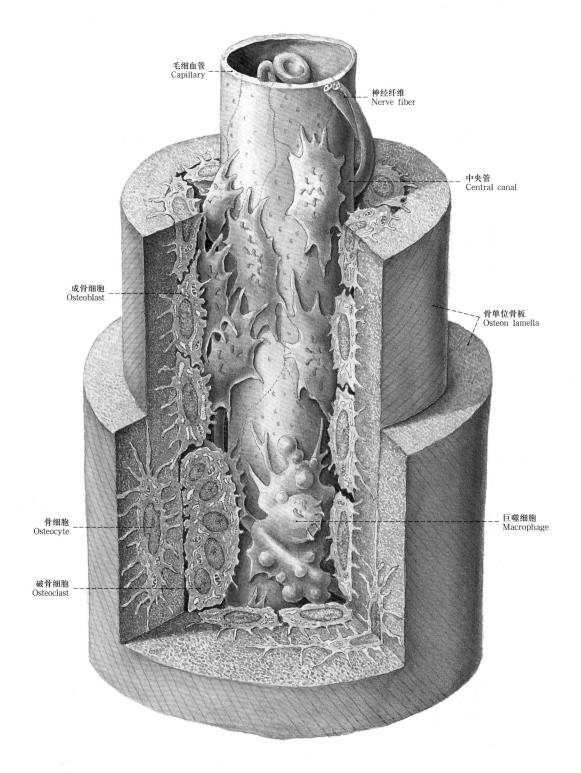

毛细血管
Capillary

神经纤维
Nerve fiber

中央管
Central canal

成骨细胞
Osteoblast

骨单位骨板
Osteon lamella

骨细胞
Osteocyte

巨噬细胞
Macrophage

破骨细胞
Osteoclast

94.骨单位的立体结构图
Three—dimensional diagram of structure of the osteon

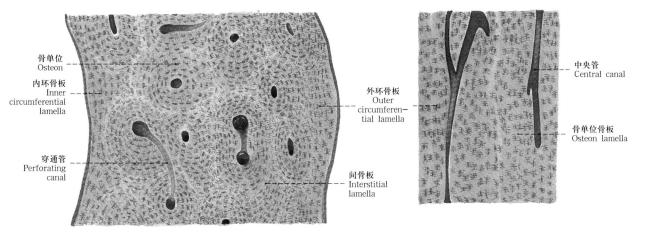

骨单位
Osteon

内环骨板
Inner circumferential lamella

穿通管
Perforating canal

外环骨板
Outer circumferential lamella

间骨板
Interstitial lamella

中央管
Central canal

骨单位骨板
Osteon lamella

95.长骨横切面（H·E 磨片）
Cross section of diaphysis of long bone

96.长骨纵切面（H·E 磨片）
Longitudinal section of diaphysis of long bone

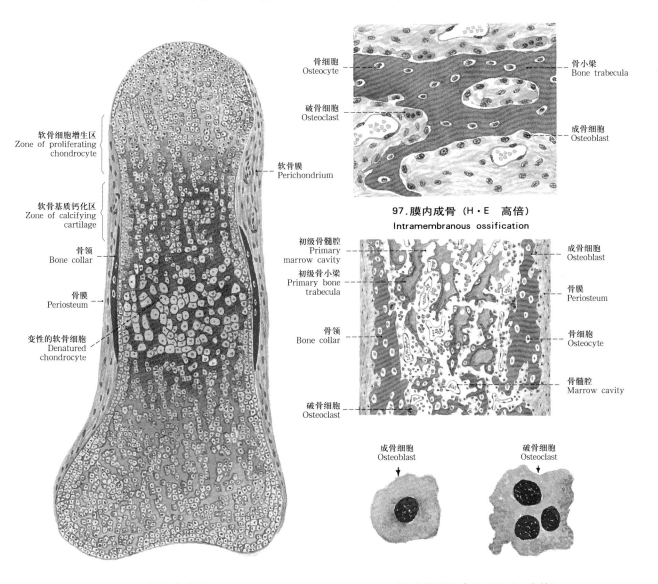

软骨细胞增生区
Zone of proliferating chondrocyte

软骨基质钙化区
Zone of calcifying cartilage

骨领
Bone collar

骨膜
Periosteum

变性的软骨细胞
Denatured chondrocyte

软骨膜
Perichondrium

骨细胞
Osteocyte

破骨细胞
Osteoclast

骨小梁
Bone trabecula

成骨细胞
Osteoblast

97.膜内成骨（H·E 高倍）
Intramembranous ossification

初级骨髓腔
Primary marrow cavity

初级骨小梁
Primary bone trabecula

骨领
Bone collar

破骨细胞
Osteoclast

成骨细胞
Osteoblast

骨膜
Periosteum

骨细胞
Osteocyte

骨髓腔
Marrow cavity

成骨细胞
Osteoblast

破骨细胞
Osteoclast

98.软骨内成骨
Endochondral ossification

99.初级骨化中心（H·E 高倍）
Primary ossification center

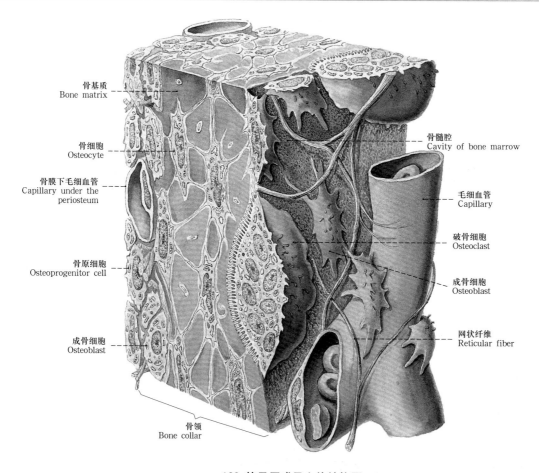

骨基质
Bone matrix

骨细胞
Osteocyte

骨膜下毛细血管
Capillary under the periosteum

骨原细胞
Osteoprogenitor cell

成骨细胞
Osteoblast

骨髓腔
Cavity of bone marrow

毛细血管
Capillary

破骨细胞
Osteoclast

成骨细胞
Osteoblast

网状纤维
Reticular fiber

骨领
Bone collar

100.软骨周成骨立体结构图
Three—dimensional diagram of structure of perichondral ossification

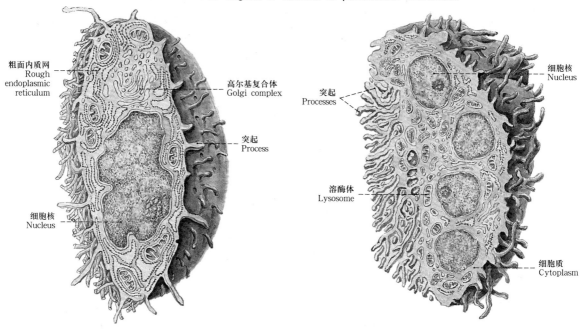

粗面内质网
Rough endoplasmic reticulum

高尔基复合体
Golgi complex

突起
Process

细胞核
Nucleus

突起
Processes

细胞核
Nucleus

溶酶体
Lysosome

细胞质
Cytoplasm

101.成骨细胞超微结构立体图
Three—dimensional diagram of the ultrastructure of osteoblast

102.破骨细胞超微结构立体图
Three—dimensional diagram of the ultrastructure of osteoclast

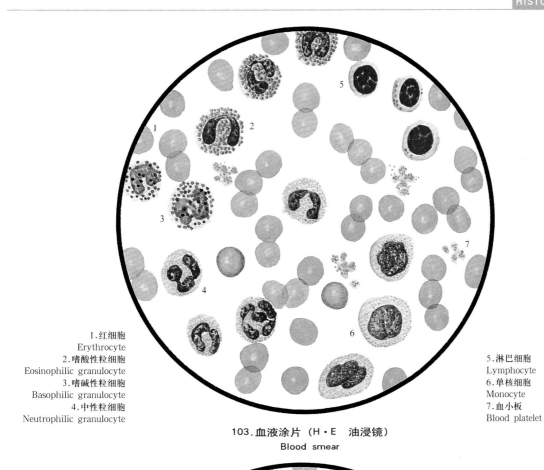

1.红细胞
Erythrocyte
2.嗜酸性粒细胞
Eosinophilic granulocyte
3.嗜碱性粒细胞
Basophilic granulocyte
4.中性粒细胞
Neutrophilic granulocyte

5.淋巴细胞
Lymphocyte
6.单核细胞
Monocyte
7.血小板
Blood platelet

103.血液涂片（H·E　油浸镜）
Blood smear

1.早幼红细胞
Basophilic erythroblast
2.原红细胞
Proerythroblast
3.晚幼红细胞
Normoblast
4.嗜碱性晚幼粒细胞
Basophilic metamyelocyte

9.原粒细胞
Myeloblast
10.早幼粒细胞
Promyelocyte
11.嗜酸性晚幼粒细胞
Eosinophilic metamyelocyte
12.中性粒细胞
Neutrophilic granulocyte

5.中幼红细胞
Polychromatophilic
erythroblast
6.中幼红细胞分裂
Polychromatophilic
erythroblast division
7.血小板
Blood platelet
8.原巨核细胞
Megakaryoblast

13.中性中幼粒细胞
Neutrophilic myelocyte
14.中性晚幼粒细胞
Neutrophilic metamyelocyte
15.红细胞
Erythrocyte

104.骨髓涂片（H·E　油浸镜）
Bone marrow smear

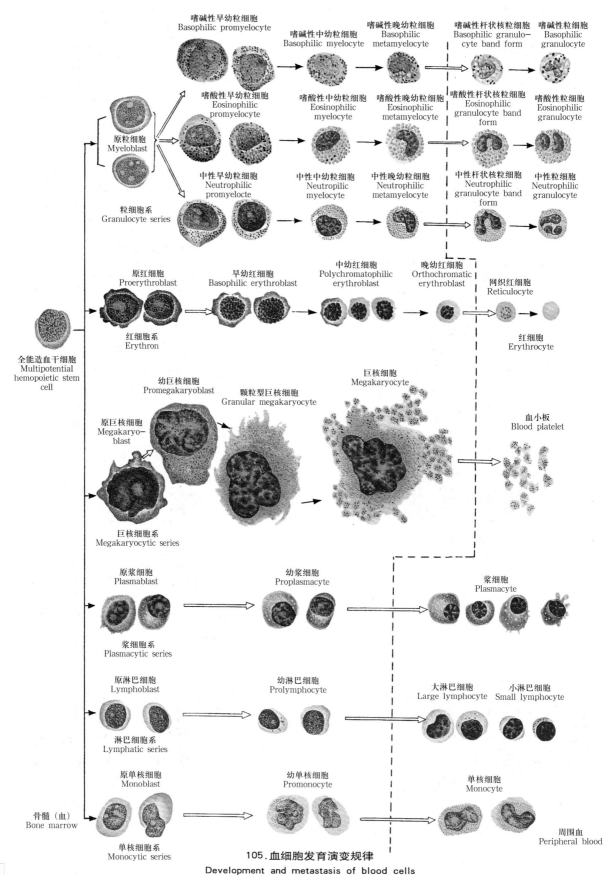

嗜碱性早幼粒细胞
Basophilic promyelocyte

嗜碱性中幼粒细胞
Basophilic myelocyte

嗜碱性晚幼粒细胞
Basophilic metamyelocyte

嗜碱性杆状核粒细胞
Basophilic granulo-cyte band form

嗜碱性粒细胞
Basophilic granulocyte

嗜酸性早幼粒细胞
Eosinophilic promyelocyte

嗜酸性中幼粒细胞
Eosinophilic myelocyte

嗜酸性晚幼粒细胞
Eosinophilic metamyelocyte

嗜酸性杆状核粒细胞
Eosinophilic granulocyte band form

嗜酸性粒细胞
Eosinophilic granulocyte

原粒细胞
Myeloblast

中性早幼粒细胞
Neutrophilic promyelocte

中性中幼粒细胞
Neutropilic myelocyte

中性晚幼粒细胞
Neutrophilic metamyelocyte

中性杆状核粒细胞
Neutrophilic granulocyte band form

中性粒细胞
Neutrophilic granulocyte

粒细胞系
Granulocyte series

原红细胞
Proerythroblast

早幼红细胞
Basophilic erythroblast

中幼红细胞
Polychromatophilic erythroblast

晚幼红细胞
Orthochromatic erythroblast

网织红细胞
Reticulocyte

红细胞系
Erythron

红细胞
Erythrocyte

全能造血干细胞
Multipotential hemopoietic stem cell

幼巨核细胞
Promegakaryoblast

颗粒型巨核细胞
Granular megakaryocyte

巨核细胞
Megakaryocyte

血小板
Blood platelet

原巨核细胞
Megakaryo-blast

巨核细胞系
Megakaryocytic series

原浆细胞
Plasmablast

幼浆细胞
Proplasmacyte

浆细胞
Plasmacyte

浆细胞系
Plasmacytic series

原淋巴细胞
Lymphoblast

幼淋巴细胞
Prolymphocyte

大淋巴细胞
Large lymphocyte

小淋巴细胞
Small lymphocyte

淋巴细胞系
Lymphatic series

原单核细胞
Monoblast

幼单核细胞
Promonocyte

单核细胞
Monocyte

骨髓（血）
Bone marrow

单核细胞系
Monocytic series

周围血
Peripheral blood

105.血细胞发育演变规律
Development and metastasis of blood cells

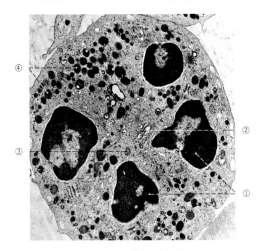

106.中性粒细胞

Neutrophilic granulocyte （×15 000）

①分叶核 Lobulated nucleus　②高尔基复合体 Golgi complex
③中心粒 Centriole　④嗜天青颗粒 Azurophilic granule

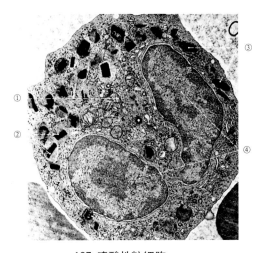

107.嗜酸性粒细胞

Eosinophilic granulocyte （×15 000）

①高尔基复合体 Golgi complex
②、③嗜酸性颗粒 Eosinophilic granule　④核 Nucleus

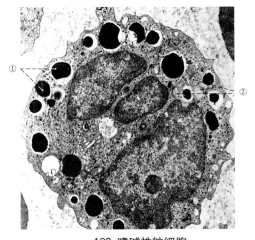

108.嗜碱性粒细胞

Basophilic granulocyte （×15 000）

①嗜碱性颗粒 Basophilic granule　②线粒体 Mitochondrion

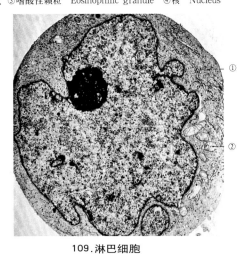

109.淋巴细胞

Lymphocyte （×15 000）

①粗面内质网 Rough endoplasmic reticulum　②线粒体 Mitochondrion

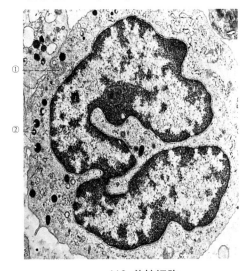

110.单核细胞

Monocyte （×15 000）

①线粒体 Mitochondrion　②嗜天青颗粒 Azurophilic granule

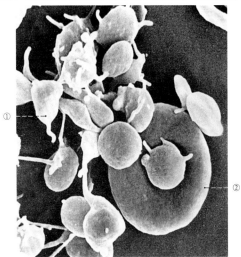

111.红细胞和血小板

Erythrocyte and blood platelets （×12 500）

①血小板 Blood platelet　②红细胞 Erythrocyte

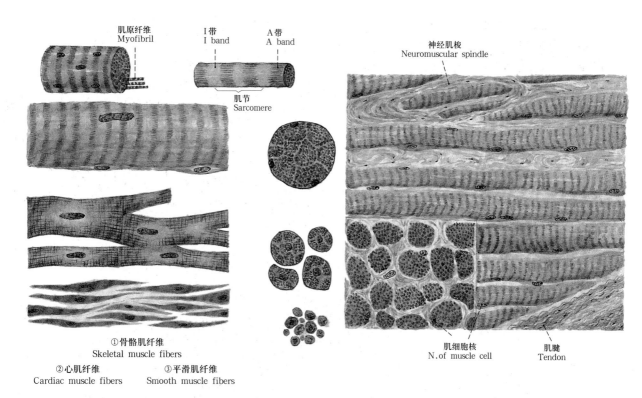

肌原纤维
Myofibril

I带
I band

A带
A band

肌节
Sarcomere

神经肌梭
Neuromuscular spindle

①骨骼肌纤维
Skeletal muscle fibers

②心肌纤维
Cardiac muscle fibers

③平滑肌纤维
Smooth muscle fibers

肌细胞核
N.of muscle cell

肌腱
Tendon

112.三种肌纤维（H·E　高倍）
Three types of muscle fibers

113.骨骼肌纤维纵横切面（H·E　高倍）
Longitudinal and cross sections of skeletal muscle fibers

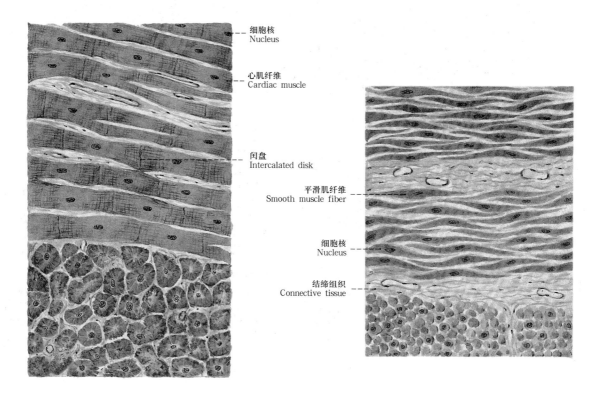

细胞核
Nucleus

心肌纤维
Cardiac muscle

闰盘
Intercalated disk

平滑肌纤维
Smooth muscle fiber

细胞核
Nucleus

结缔组织
Connective tissue

114.心肌纤维纵横切面（H·E　高倍）
Longitudinal and cross sections of cardiac muscle fibers

115.平滑肌纤维纵横切面（H·E　高倍）
Longitudinal and cross sections of smooth muscle fibers

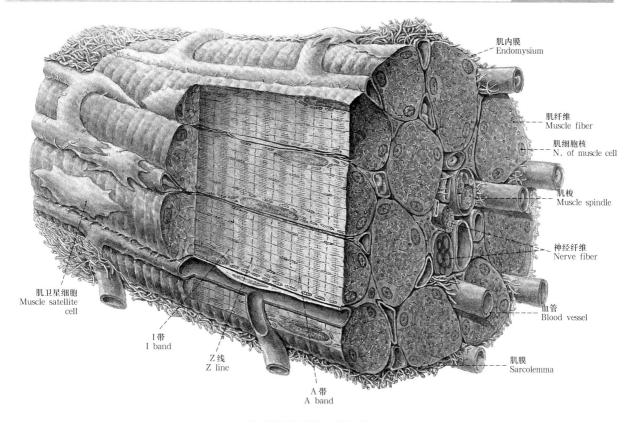

肌内膜
Endomysium

肌纤维
Muscle fiber

肌细胞核
N. of muscle cell

肌梭
Muscle spindle

神经纤维
Nerve fiber

血管
Blood vessel

肌膜
Sarcolemma

肌卫星细胞
Muscle satellite cell

I 带
I band

Z 线
Z line

A 带
A band

116.骨骼肌纤维立体结构图
Three—dimensional diagram of structure of skeletal muscle fibers

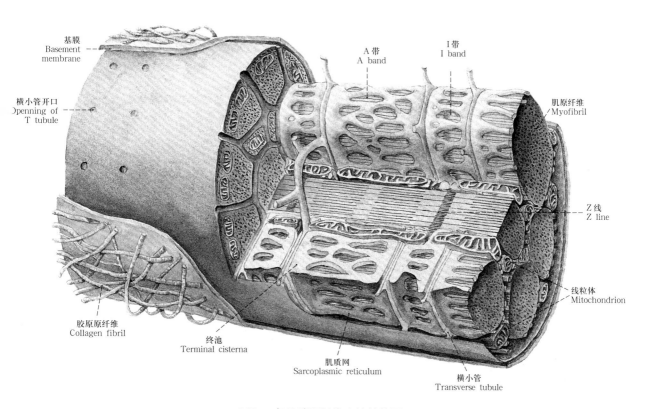

基膜
Basement membrane

横小管开口
Openning of T tubule

胶原纤维
Collagen fibril

终池
Terminal cisterna

肌质网
Sarcoplasmic reticulum

横小管
Transverse tubule

A 带
A band

I 带
I band

肌原纤维
Myofibril

Z 线
Z line

线粒体
Mitochondrion

117.一条骨骼肌纤维立体结构图
Three—dimensional diagram of structure of a skeletal muscle fiber

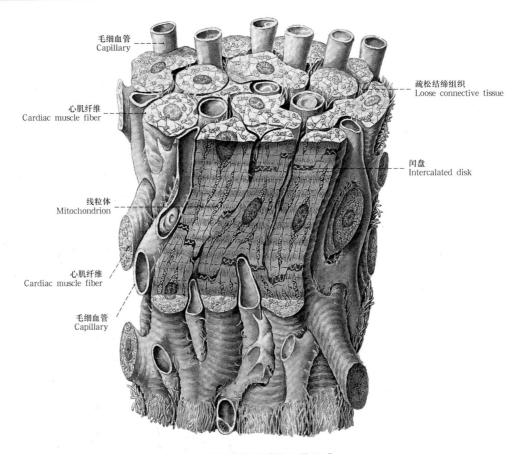

毛细血管
Capillary

疏松结缔组织
Loose connective tissue

心肌纤维
Cardiac muscle fiber

闰盘
Intercalated disk

线粒体
Mitochondrion

心肌纤维
Cardiac muscle fiber

毛细血管
Capillary

118.心肌纤维超微结构立体图 ①
Three—dimensional diagram of ultrastructure of cardiac muscle fibers ①

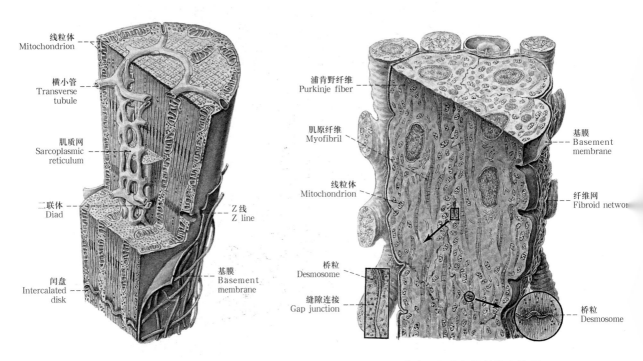

线粒体
Mitochondrion

横小管
Transverse tubule

肌质网
Sarcoplasmic reticulum

二联体
Diad

Z线
Z line

闰盘
Intercalated disk

基膜
Basement membrane

浦肯野纤维
Purkinje fiber

基膜
Basement membrane

肌原纤维
Myofibril

线粒体
Mitochondrion

纤维网
Fibroid network

桥粒
Desmosome

缝隙连接
Gap junction

桥粒
Desmosome

119.心肌纤维超微结构立体图 ②
Three—dimensional diagram of ultra—structure of cardiac muscle fiber ②

120.浦肯野纤维超微结构立体图
Three—dimensional diagram of ultra—structure of purkinje fiber

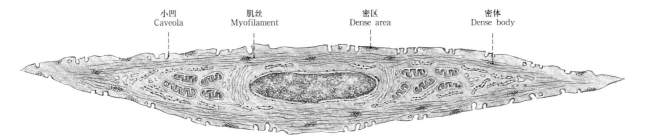

小凹
Caveola

肌丝
Myofilament

密区
Dense area

密体
Dense body

121.平滑肌纤维超微结构图
Diagram of ultrastructure of smooth muscle fiber

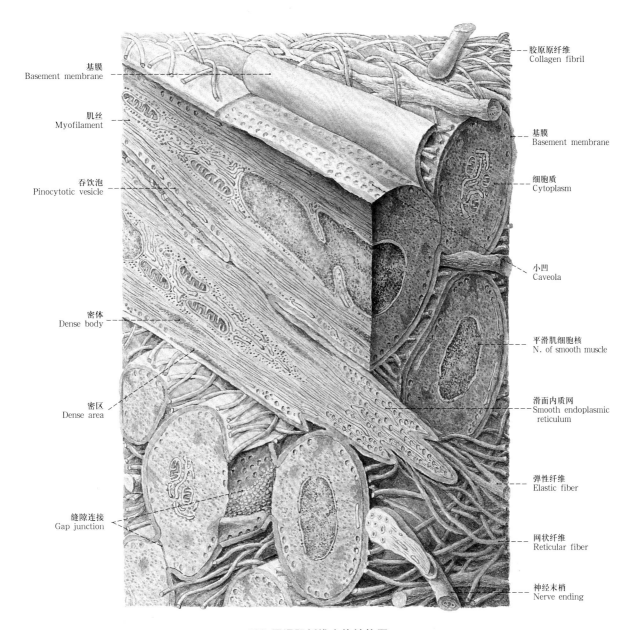

基膜
Basement membrane

肌丝
Myofilament

吞饮泡
Pinocytotic vesicle

密体
Dense body

密区
Dense area

缝隙连接
Gap junction

胶原原纤维
Collagen fibril

基膜
Basement membrane

细胞质
Cytoplasm

小凹
Caveola

平滑肌细胞核
N. of smooth muscle

滑面内质网
Smooth endoplasmic reticulum

弹性纤维
Elastic fiber

网状纤维
Reticular fiber

神经末梢
Nerve ending

122.平滑肌纤维立体结构图
Three—dimensional diagram of ultrastructure of smooth muscle fiber

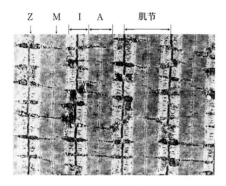

123.骨骼肌纤维内的肌原纤维 ①
Myofibril of skeletal muscle fiber ① (× 8 000)

Z：Z line or z disc Z线或Z盘
M：M line or M membrane M线或M膜
I：isotropic band I带
A：anisotropic band A带

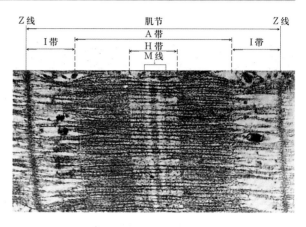

124.骨骼肌纤维内的肌原纤维 ②
Myofibril of skeletal muscle fiber ② (× 55 000)

H：H band H带
肌节 Sarcomere

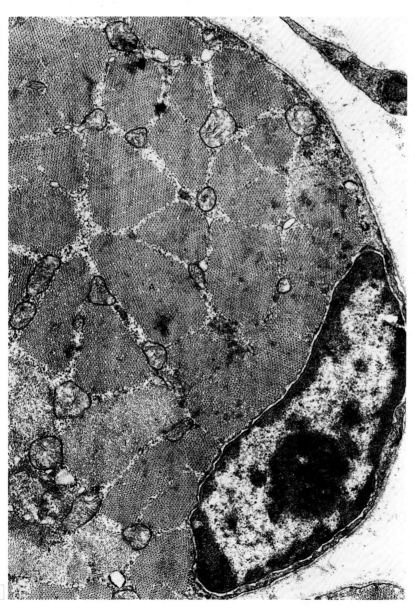

125.骨骼肌纤维
Skeletal muscle fiber (× 22 000)

A：A带的横断面
　　一条粗肌丝 (thick myofilament)
　　外周对称排列六根细肌丝 (thin myofilament)
I：I带的横断面全部为细肌丝

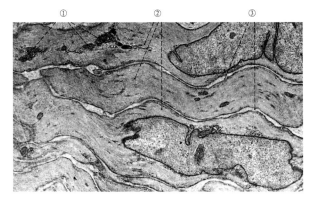

126.人中动脉中膜的平滑肌纤维
Smooth muscle fibers in tunica media of human
medium sized artery (×6 000)

①线粒体 Mitochondrion
②平滑肌纤维 Smooth muscle fibers
③结缔组织 Connective tissue

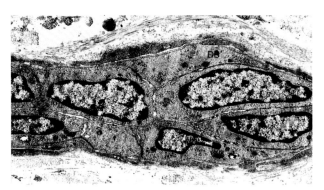

127.人小肠壁的平滑肌纤维
Smooth muscle fibers of human small
intestinal paries (×8 000)

DB：dense body 密体
T：tight junction 紧密连接

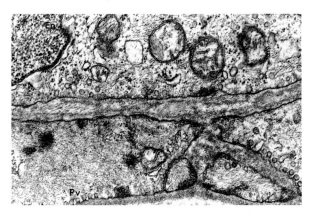

128.平滑肌纤维内的吞饮泡
Pinocytotic vesicles of smooth muscle fiber (×40 000)

PV：pinocytotic vesicle 吞饮泡
En：endothelium 内皮

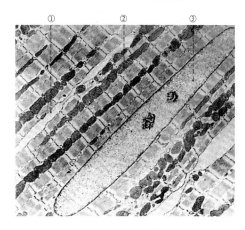

129.兔心肌纤维
Rabbit cardiac muscle fiber (×5 500)

①结缔组织 Connective tissue
②线粒体 Mitochondrion
③细胞核 Nucleus

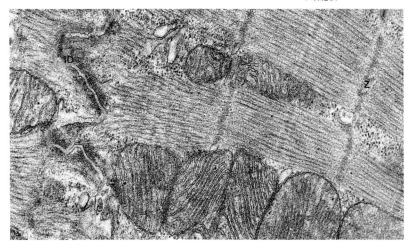

130.闰盘
Intercalated disks (×40 000)

ID：intercalated disk 闰盘
Z：z line Z线

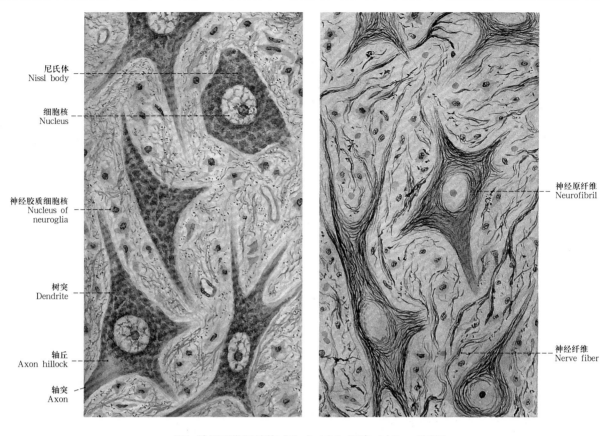

尼氏体
Nissl body

细胞核
Nucleus

神经胶质细胞核
Nucleus of
neuroglia

树突
Dendrite

轴丘
Axon hillock

轴突
Axon

神经原纤维
Neurofibril

神经纤维
Nerve fiber

131. 神经元微细结构〔H·E（左）银染（右）　高倍〕
Microstructure of neuron

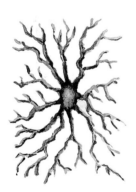

原浆性星形胶质细胞　银染
Protoplasmic astrocyte

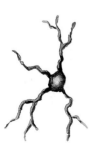

少突胶质细胞　银染
Oligodendrocyte

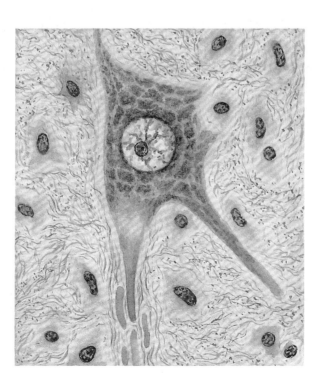

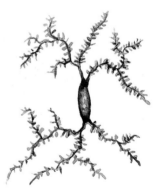

小胶质细胞　银染
Microglia

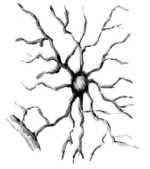

纤维性星形胶质细胞　银染
Fibrous astrocyte

132. 神经胶质细胞微细结构（H·E　高倍）
Microstructure of neuroglial cells

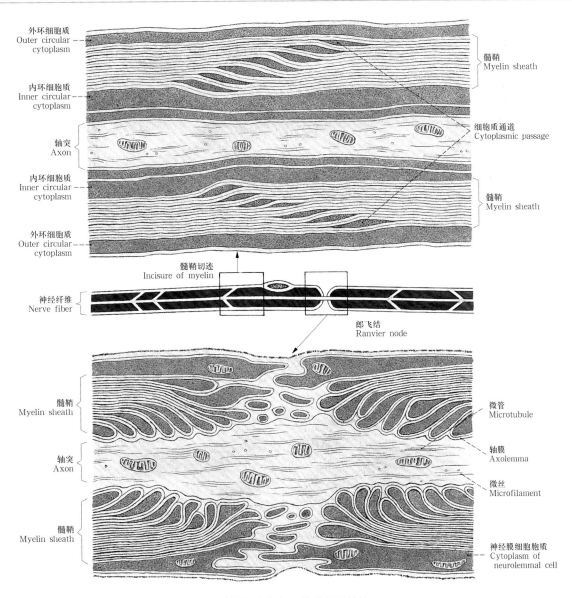

外环细胞质
Outer circular cytoplasm

内环细胞质
Inner circular cytoplasm

轴突
Axon

内环细胞质
Inner circular cytoplasm

外环细胞质
Outer circular cytoplasm

髓鞘
Myelin sheath

细胞质通道
Cytoplasmic passage

髓鞘
Myelin sheath

髓鞘切迹
Incisure of myelin

神经纤维
Nerve fiber

郎飞结
Ranvier node

髓鞘
Myelin sheath

轴突
Axon

髓鞘
Myelin sheath

微管
Microtubule

轴膜
Axolemma

微丝
Microfilament

神经膜细胞胞质
Cytoplasm of neurolemmal cell

133.髓鞘切迹和郎飞结的超微结构
Ultrastructure of the incisure of myelin and Ranvier node

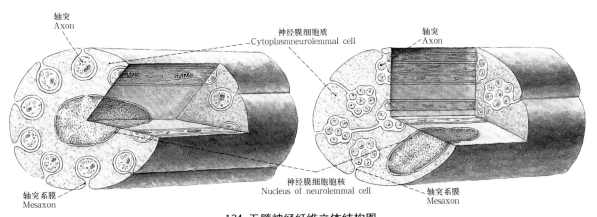

轴突
Axon

神经膜细胞胞质
Cytoplasmneurolemmal cell

轴突
Axon

轴突系膜
Mesaxon

神经膜细胞胞核
Nucleus of neurolemmal cell

轴突系膜
Mesaxon

134.无髓神经纤维立体结构图
Three—dimensional diagram of structure of unmyelinated nerve fiber

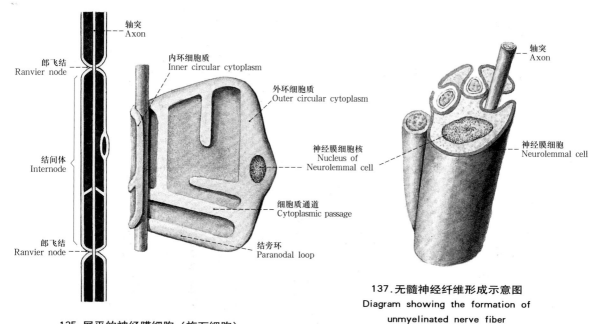

轴突
Axon

郎飞结
Ranvier node

内环细胞质
Inner circular cytoplasm

外环细胞质
Outer circular cytoplasm

结间体
Internode

神经膜细胞核
Nucleus of Neurolemmal cell

郎飞结
Ranvier node

细胞质通道
Cytoplasmic passage

结旁环
Paranodal loop

轴突
Axon

神经膜细胞
Neurolemmal cell

137.无髓神经纤维形成示意图
Diagram showing the formation of unmyelinated nerve fiber

135.展平的神经膜细胞（施万细胞）
Spread neurolemmal cell (schwann cell)

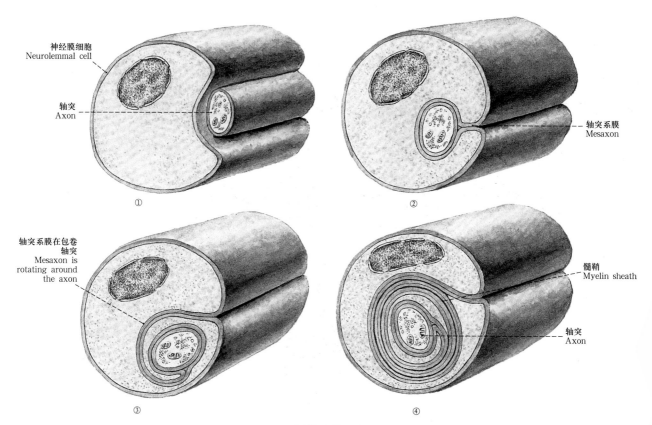

神经膜细胞
Neurolemmal cell

轴突
Axon

轴突系膜
Mesaxon

①

②

轴突系膜在包卷轴突
Mesaxon is rotating around the axon

髓鞘
Myelin sheath

轴突
Axon

③

④

136.髓鞘形成示意图
Diagram showing the formation of myelin sheath

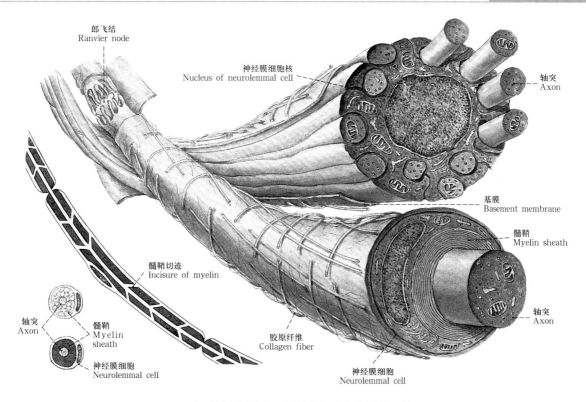

郎飞结
Ranvier node

神经膜细胞核
Nucleus of neurolemmal cell

轴突
Axon

基膜
Basement membrane

髓鞘
Myelin sheath

髓鞘切迹
Incisure of myelin

轴突
Axon

轴突
Axon

髓鞘
Myelin sheath

神经膜细胞
Neurolemmal cell

胶原纤维
Collagen fiber

神经膜细胞
Neurolemmal cell

138.有髓神经纤维和无髓神经纤维超微结构立体图
Three—dimensional diagram of ultrastructure of myelinated nerve
fiber and unmyelinated nerve fiber

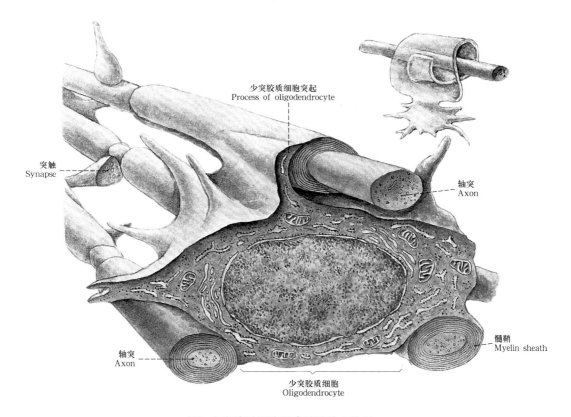

少突胶质细胞突起
Process of oligodendrocyte

突触
Synapse

轴突
Axon

轴突
Axon

髓鞘
Myelin sheath

少突胶质细胞
Oligodendrocyte

139.少突胶质细胞形成髓鞘的立体图
Three—dimensional diagram of formation of myelin sheath of oligodendrocyte

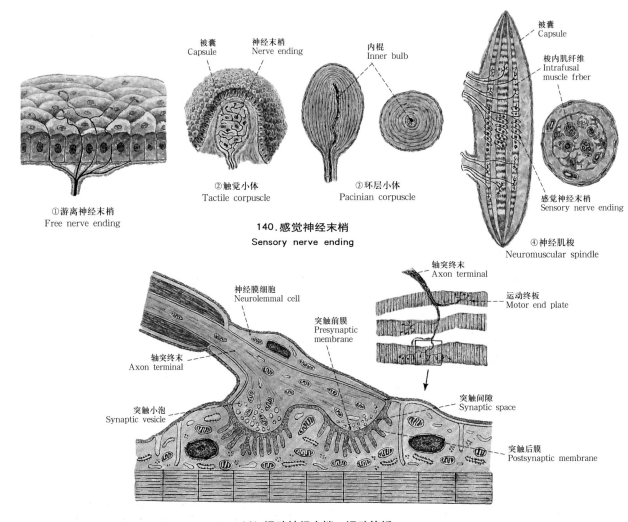

被囊
Capsule

神经末梢
Nerve ending

内棍
Inner bulb

被囊
Capsule

梭内肌纤维
Intrafusal
muscle frber

①游离神经末梢
Free nerve ending

②触觉小体
Tactile corpuscle

③环层小体
Pacinian corpuscle

感觉神经末梢
Sensory nerve ending

④神经肌梭
Neuromuscular spindle

140.感觉神经末梢
Sensory nerve ending

神经膜细胞
Neurolemmal cell

轴突终末
Axon terminal

突触前膜
Presynaptic
membrane

运动终板
Motor end plate

轴突终末
Axon terminal

突触间隙
Synaptic space

突触小泡
Synaptic vesicle

突触后膜
Postsynaptic membrane

141.运动神经末梢—运动终板
Motor nerve ending—Motor end plate

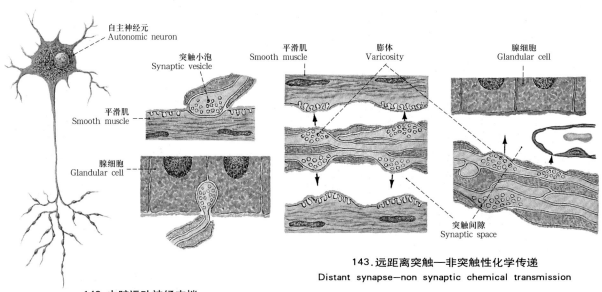

自主神经元
Autonomic neuron

突触小泡
Synaptic vesicle

平滑肌
Smooth muscle

膨体
Varicosity

腺细胞
Glandular cell

平滑肌
Smooth muscle

腺细胞
Glandular cell

突触间隙
Synaptic space

143.远距离突触—非突触性化学传递
Distant synapse—non synaptic chemical transmission

142.内脏运动神经末梢
Visceral motor nerve ending

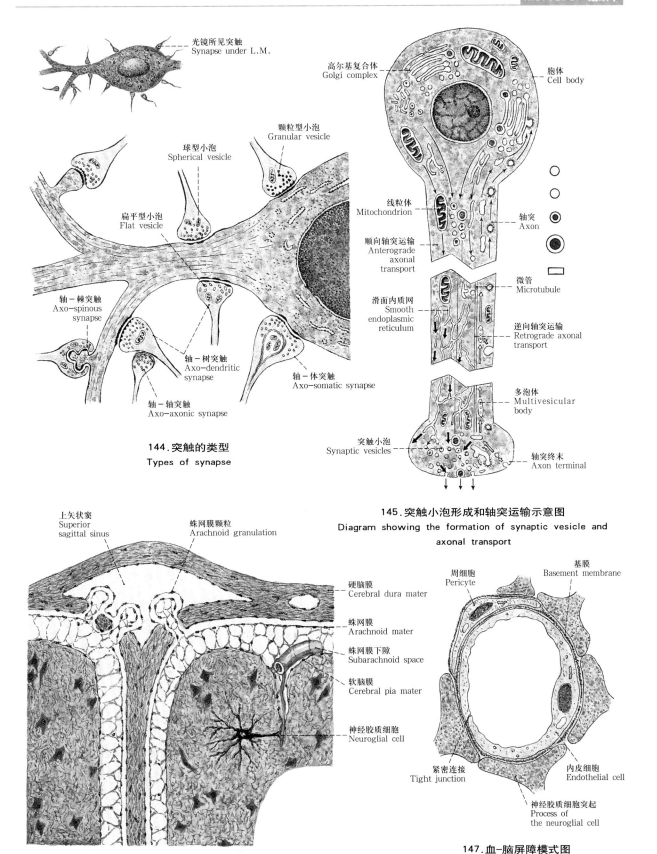

光镜所见突触
Synapse under L.M.

高尔基复合体
Golgi complex

胞体
Cell body

颗粒型小泡
Granular vesicle

球型小泡
Spherical vesicle

扁平型小泡
Flat vesicle

线粒体
Mitochondrion

轴突
Axon

顺向轴突运输
Anterograde axonal transport

微管
Microtubule

滑面内质网
Smooth endoplasmic reticulum

逆向轴突运输
Retrograde axonal transport

轴－棘突触
Axo-spinous synapse

轴－树突触
Axo-dendritic synapse

轴－轴突触
Axo-axonic synapse

轴－体突触
Axo-somatic synapse

多泡体
Multivesicular body

突触小泡
Synaptic vesicles

轴突终末
Axon terminal

144. 突触的类型
Types of synapse

145. 突触小泡形成和轴突运输示意图
Diagram showing the formation of synaptic vesicle and axonal transport

上矢状窦
Superior sagittal sinus

蛛网膜颗粒
Arachnoid granulation

硬脑膜
Cerebral dura mater

蛛网膜
Arachnoid mater

蛛网膜下隙
Subarachnoid space

软脑膜
Cerebral pia mater

神经胶质细胞
Neuroglial cell

周细胞
Pericyte

基膜
Basement membrane

紧密连接
Tight junction

内皮细胞
Endothelial cell

神经胶质细胞突起
Process of the neuroglial cell

147. 血－脑屏障模式图
Diagram of blood-brain barrier

146. 脑脊膜模式图
Diagram of meninges

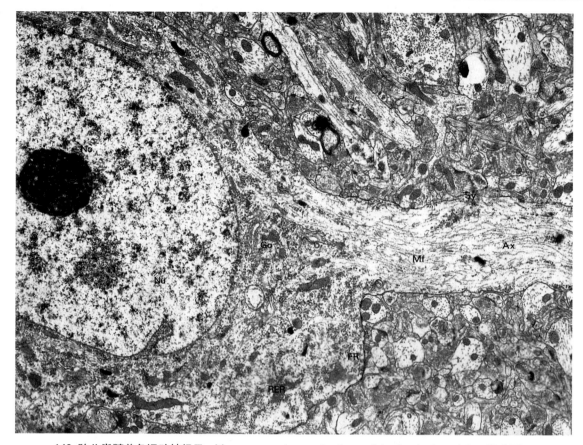

148.胎儿脊髓前角运动神经元 Motor neuron in anterior horn of fetal spinal cord（× 15 000）

Nu：nucleus　细胞核　　　　　　　　　　　FR：free ribosome　游离核糖体
No：nucleolus　核仁　　　　　　　　　　　Ax：axon　轴突
Go：Golgi complex　高尔基复核体　　　　　　Mf：microfilament　微丝
RER：rough endoplasmic reticulum　粗面内质网　　Sy：synapse　突触

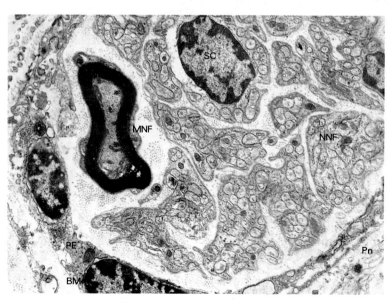

149.胎儿神经纤维 Fetal nerve fibers（× 7 000）

Pn：perineurium　神经束膜
MNF：myelinated nerve fiber　有髓神经纤维
NNF：nonmyelinaed nerve fiber　无髓神经纤维
PE：perineural epithelium　神经束膜上皮
SC：schwann cell　施万细胞

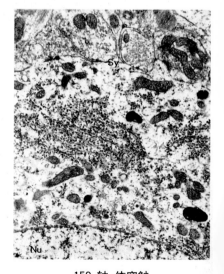

150.轴-体突触
Axo—somatic synapse（× 22 000）

Sy：synapse　突触
Nu：nucleus　细胞核

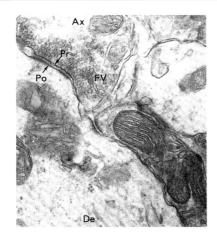

151.轴−树突触
Axo−dendritic synapse（×50 000）

De:dendrite　树突　FV:flat Vesicle　扁平小泡
Pr:presynaptic membrane　突触前膜
Po:postsynaptic membrane　突触后膜

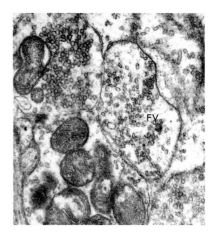

152.突触小泡
Synaptic vesicles（×46 000）

SV:spherical vesicle　球形小泡
FV:flat vesicle　扁平小泡

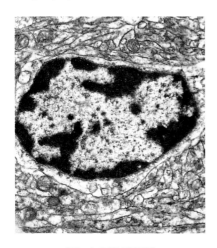

153.少突胶质细胞
Oligodendrocyte（×14 000）

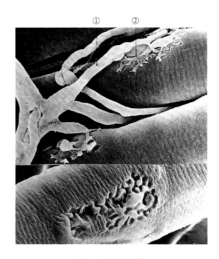

154.运动终板
Motor end plate（×2 500）

①轴突　Axon　②运动终板　Motor end plate

155.小鼠的有髓神经纤维
Mouse myelinated nerve
fiber（×70 000）

CM:cell membrane　细胞膜
SC:schwann cell　施万细胞
MS:myelin sheath　髓鞘
Ax:axon　轴突
Mf:microfilament　微丝
Mt:microtubule　微管
Mi:mitochondrion　线粒体
↑示结旁环

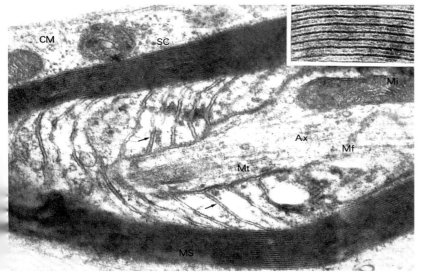

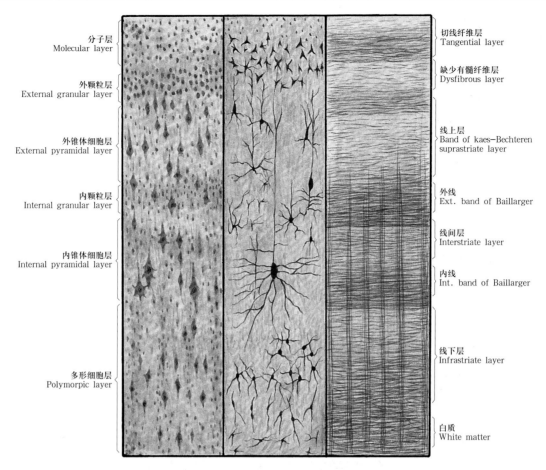

分子层
Molecular layer

外颗粒层
External granular layer

外锥体细胞层
External pyramidal layer

内颗粒层
Internal granular layer

内锥体细胞层
Internal pyramidal layer

多形细胞层
Polymorpic layer

切线纤维层
Tangential layer

缺少有髓纤维层
Dysfibrous layer

线上层
Band of kaes–Bechteren
suprastriate layer

外线
Ext. band of Baillarger

线间层
Interstriate layer

内线
Int. band of Baillarger

线下层
Infrastriate layer

白质
White matter

156. 大脑皮质的六层结构
Six—layered structure of cerebral cortex

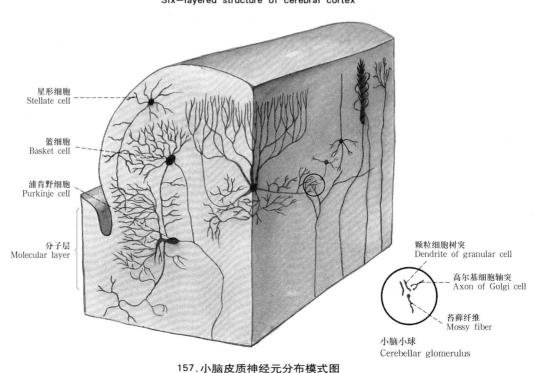

星形细胞
Stellate cell

篮细胞
Basket cell

浦肯野细胞
Purkinje cell

分子层
Molecular layer

颗粒细胞树突
Dendrite of granular cell

高尔基细胞轴突
Axon of Golgi cell

苔藓纤维
Mossy fiber

小脑小球
Cerebellar glomerulus

157. 小脑皮质神经元分布模式图
Diagram of distribution of neurons of cerebellar cortex

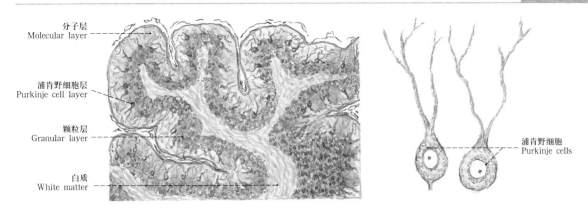

分子层
Molecular layer

浦肯野细胞层
Purkinje cell layer

颗粒层
Granular layer

白质
White matter

浦肯野细胞
Purkinje cells

158.小脑微细结构 （银染）
Microstructure of cerebellum

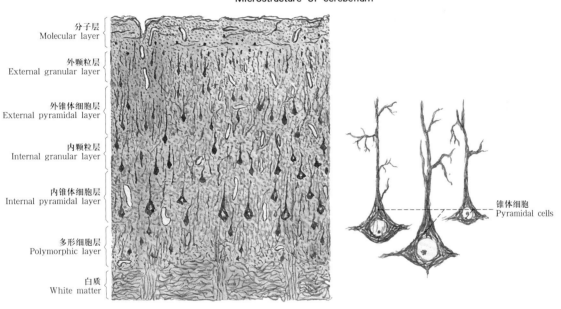

分子层
Molecular layer

外颗粒层
External granular layer

外锥体细胞层
External pyramidal layer

内颗粒层
Internal granular layer

内锥体细胞层
Internal pyramidal layer

多形细胞层
Polymorphic layer

白质
White matter

锥体细胞
Pyramidal cells

159.大脑微细结构 （银染）
Microstructure of cerebrum

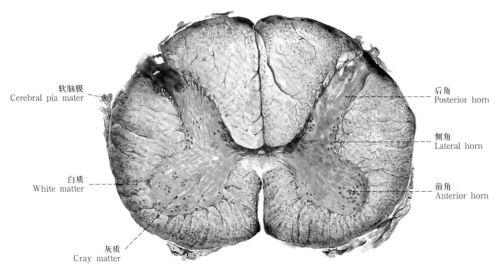

软脑膜
Cerebral pia mater

白质
White matter

灰质
Cray matter

后角
Posterior horn

侧角
Lateral horn

前角
Anterior horn

160.脊髓微细结构 （银染）
Microstructure of spinal cord

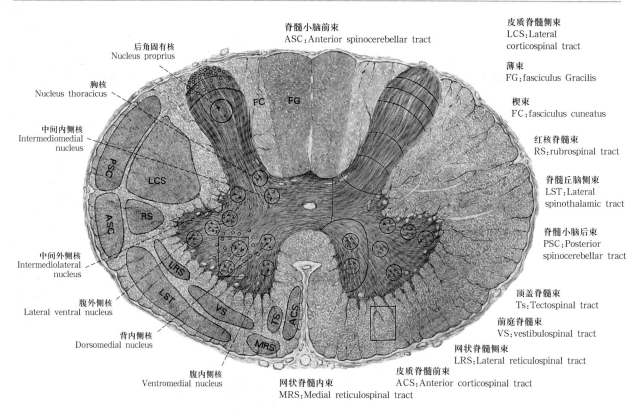

脊髓小脑前束
ASC：Anterior spinocerebellar tract

皮质脊髓侧束
LCS：Lateral corticospinal tract

薄束
FG：fasciculus Gracilis

楔束
FC：fasciculus cuneatus

红核脊髓束
RS：rubrospinal tract

脊髓丘脑侧束
LST：Lateral spinothalamic tract

脊髓小脑后束
PSC：Posterior spinocerebellar tract

顶盖脊髓束
Ts：Tectospinal tract

前庭脊髓束
VS：vestibulospinal tract

网状脊髓侧束
LRS：Lateral reticulospinal tract

皮质脊髓前束
ACS：Anterior corticospinal tract

后角固有核
Nucleus proprius

胸核
Nucleus thoracicus

中间内侧核
Intermediomedial nucleus

中间外侧核
Intermediolateral nucleus

腹外侧核
Lateral ventral nucleus

背内侧核
Dorsomedial nucleus

腹内侧核
Ventromedial nucleus

网状脊髓内束
MRS：Medial reticulospinal tract

161.脊髓灰质核团和分层示意图
Diagram showing the nuclei of gray matter and structure of layer in spinal cord

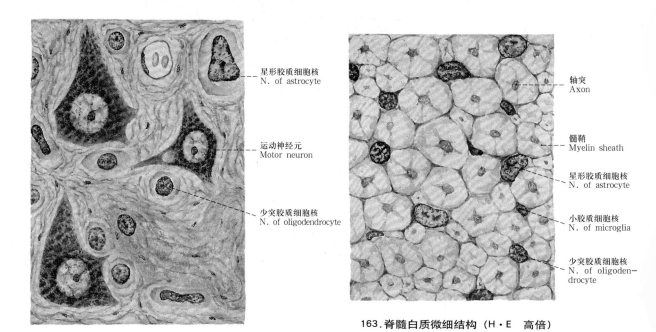

星形胶质细胞核
N. of astrocyte

运动神经元
Motor neuron

少突胶质细胞核
N. of oligodendrocyte

162.脊髓灰质微细结构（H·E 高倍）
Microstructure of gray matter of spinal cord

轴突
Axon

髓鞘
Myelin sheath

星形胶质细胞核
N. of astrocyte

小胶质细胞核
N. of microglia

少突胶质细胞核
N. of oligodendrocyte

163.脊髓白质微细结构（H·E 高倍）
Microstructure of white matter of spinal cord

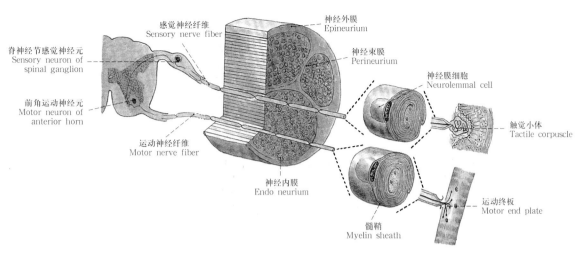

感觉神经纤维
Sensory nerve fiber

神经外膜
Epineurium

脊神经节感觉神经元
Sensory neuron of
spinal ganglion

神经束膜
Perineurium

神经膜细胞
Neurolemmal cell

前角运动神经元
Motor neuron of
anterior horn

运动神经纤维
Motor nerve fiber

神经内膜
Endo neurium

触觉小体
Tactile corpuscle

运动终板
Motor end plate

髓鞘
Myelin sheath

164.周围神经结构示意图 ①
Diagram showing the structure of peripheral nerve ①

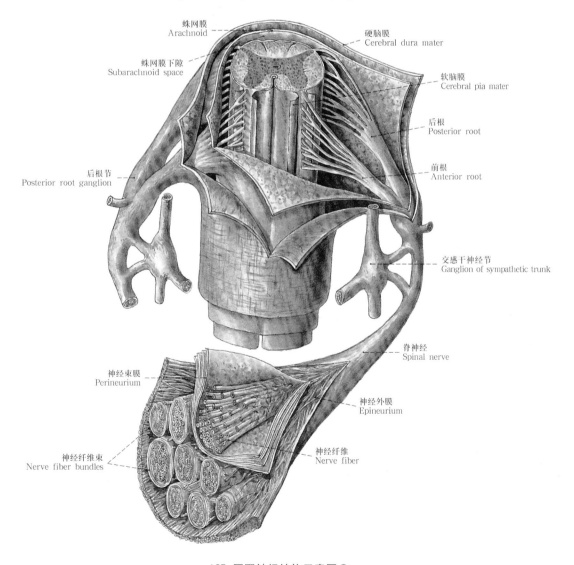

蛛网膜
Arachnoid

硬脑膜
Cerebral dura mater

蛛网膜下隙
Subarachnoid space

软脑膜
Cerebral pia mater

后根
Posterior root

后根节
Posterior root ganglion

前根
Anterior root

交感干神经节
Ganglion of sympathetic trunk

脊神经
Spinal nerve

神经束膜
Perineurium

神经外膜
Epineurium

神经纤维束
Nerve fiber bundles

神经纤维
Nerve fiber

165.周围神经结构示意图 ②
Diagram showing the structure of peripheral nerve ②

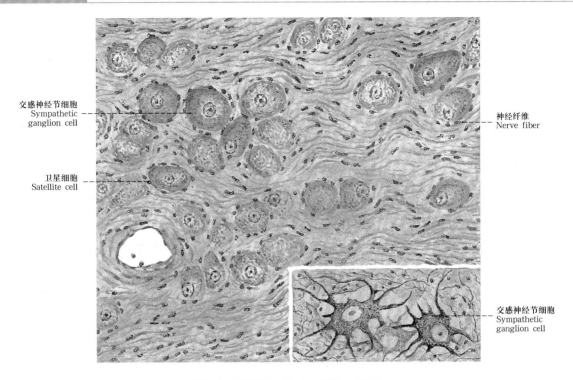

交感神经节细胞
Sympathetic
ganglion cell

神经纤维
Nerve fiber

卫星细胞
Satellite cell

交感神经节细胞
Sympathetic
ganglion cell

166. 交感神经节（H·E 银染 高倍）
Sympathetic ganglion

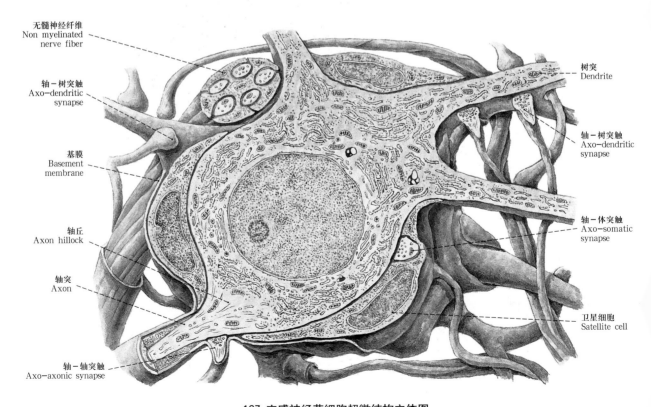

无髓神经纤维
Non myelinated
nerve fiber

轴-树突触
Axo-dendritic
synapse

基膜
Basement
membrane

轴丘
Axon hillock

轴突
Axon

轴-轴突触
Axo-axonic synapse

树突
Dendrite

轴-树突触
Axo-dendritic
synapse

轴-体突触
Axo-somatic
synapse

卫星细胞
Satellite cell

167. 交感神经节细胞超微结构立体图
Three-dimensional diagram of ultrastructure of sympathetic ganglion cell

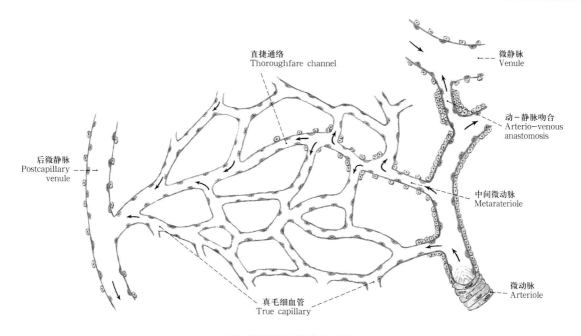

直捷通络
Thoroughfare channel

微静脉
Venule

动—静脉吻合
Arterio—venous
anastomosis

后微静脉
Postcapillary
venule

中间微动脉
Metarateriole

真毛细血管
True capillary

微动脉
Arteriole

168.微循环的结构示意图
Diagram showing the structure of microcirculation

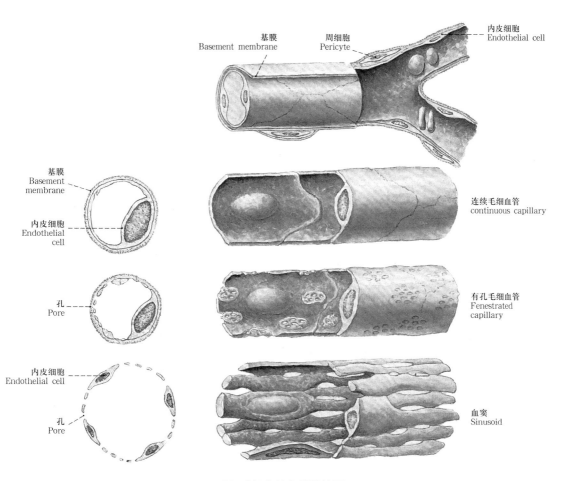

基膜
Basement membrane

周细胞
Pericyte

内皮细胞
Endothelial cell

基膜
Basement
membrane

内皮细胞
Endothelial
cell

连续毛细血管
continuous capillary

孔
Pore

有孔毛细血管
Fenestrated
capillary

内皮细胞
Endothelial cell

孔
Pore

血窦
Sinusoid

169.毛细血管超微结构图
Diagram showing the ultrastructure of capillaries

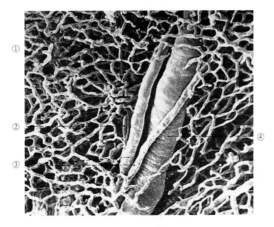

170. 猴胰腺毛细血管
Capillary of monke pancreas (×200)

①毛细血管　Capillary
②、③微动脉　Arteriole
④微静脉　Venule

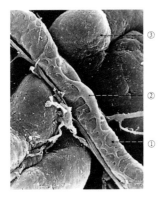

172. 猴下颌下腺毛细血管的周细胞　Pericyte of
capillary in monkey submaxillary gland (×2 200)

①毛细血管　Capillary　③腺泡　Acinus
②周细胞　Pericyte

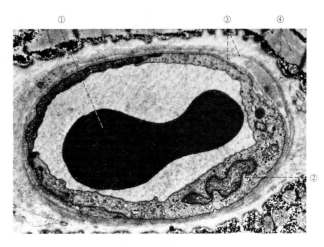

171. 毛细血管
Capillary (×12 000)

①红细胞　Erythrocyte
②内皮细胞　Endothelial cell
③基膜　Basement membrane
④胶原纤维　Collagen fiber

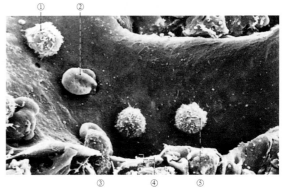

173. 人骨髓窦状毛细血管　Sinusoidal capillary of human
bone marrow (×2 500)

①、⑤白细胞　Leukocyte
②红细胞　Erythrocyte
③正在穿越内皮的白细胞
④内皮　Endothelium

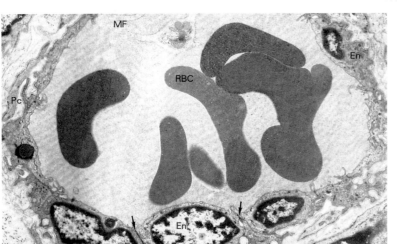

174. 人真皮内的微静脉
Venule of human dermis (×17 000)

MF：marginal fold　边缘褶
En：endothelium　内皮
Pc：pericyte　周细胞
BM：basement membrane　基膜
Pr：process　突起
RBC：red blood cell　红细胞
↑示内皮细胞间的紧密连接

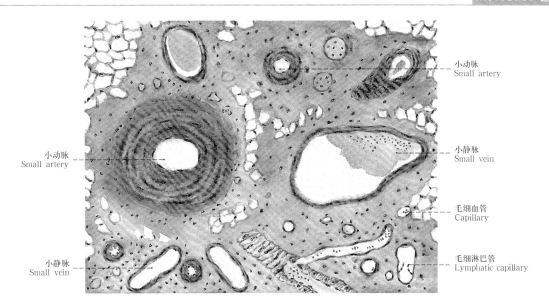

小动脉
Small artery

小动脉
Small artery

小静脉
Small vein

毛细血管
Capillary

小静脉
Small vein

毛细淋巴管
Lymphatic capillary

175. 小血管和淋巴管（H·E 低倍）
Small blood vessel and lymphatic vessel

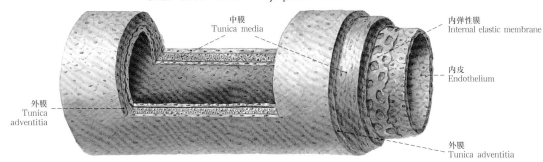

中膜
Tunica media

内弹性膜
Internal elastic membrane

内皮
Endothelium

外膜
Tunica adventitia

外膜
Tunica adventitia

176. 中动脉立体结构图
Three—dimensional diagram of medium—sized artery

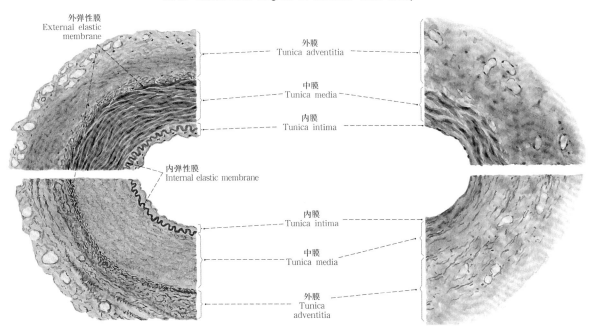

外弹性膜
External elastic membrane

外膜
Tunica adventitia

中膜
Tunica media

内膜
Tunica intima

内弹性膜
Internal elastic membrane

内膜
Tunica intima

中膜
Tunica media

外膜
Tunica adventitia

177. 中动脉（左）和中静脉（右）[H·E（上） 弹性染色（下）]
Medium—sized artery (left) and medium—sized vein (right)

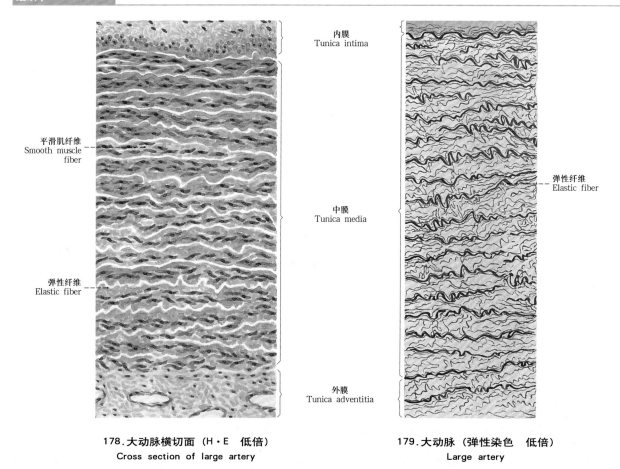

内膜
Tunica intima

中膜
Tunica media

外膜
Tunica adventitia

平滑肌纤维
Smooth muscle fiber

弹性纤维
Elastic fiber

弹性纤维
Elastic fiber

178.大动脉横切面（H·E　低倍）
Cross section of large artery

179.大动脉（弹性染色　低倍）
Large artery

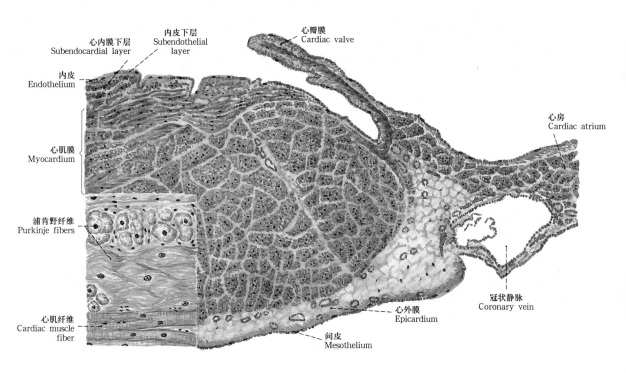

心内膜下层
Subendocardial layer

内皮下层
Subendothelial layer

心瓣膜
Cardiac valve

内皮
Endothelium

心肌膜
Myocardium

浦肯野纤维
Purkinje fibers

心肌纤维
Cardiac muscle fiber

心房
Cardiac atrium

冠状静脉
Coronary vein

心外膜
Epicardium

间皮
Mesothelium

180.心脏微细结构（H·E　低倍）
Microstructure of heart

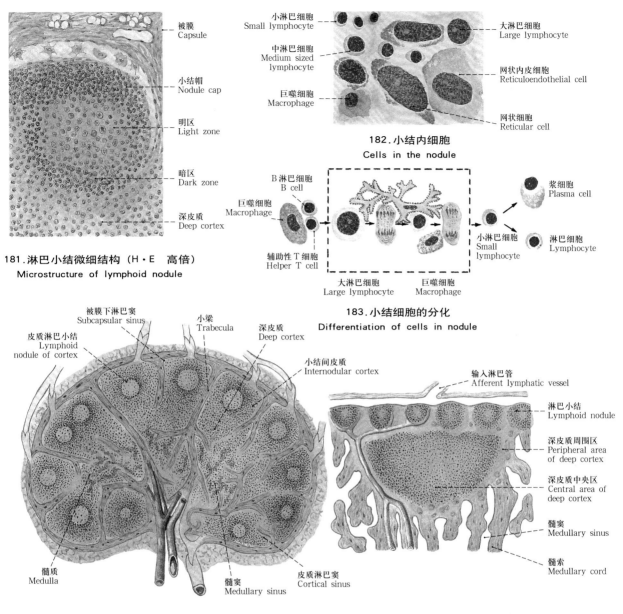

被膜
Capsule

小结帽
Nodule cap

明区
Light zone

暗区
Dark zone

深皮质
Deep cortex

181.淋巴小结微细结构（H·E 高倍）
Microstructure of lymphoid nodule

小淋巴细胞
Small lymphocyte

中淋巴细胞
Medium sized
lymphocyte

巨噬细胞
Macrophage

大淋巴细胞
Large lymphocyte

网状内皮细胞
Reticuloendothelial cell

网状细胞
Reticular cell

182.小结内细胞
Cells in the nodule

B 淋巴细胞
B cell

巨噬细胞
Macrophage

辅助性 T 细胞
Helper T cell

大淋巴细胞
Large lymphocyte

巨噬细胞
Macrophage

小淋巴细胞
Small
lymphocyte

浆细胞
Plasma cell

淋巴细胞
Lymphocyte

183.小结细胞的分化
Differentiation of cells in nodule

被膜下淋巴窦
Subcapsular sinus

皮质淋巴小结
Lymphoid
nodule of cortex

小梁
Trabecula

深皮质
Deep cortex

小结间皮质
Internodular cortex

髓质
Medulla

髓窦
Medullary sinus

皮质淋巴窦
Cortical sinus

184.淋巴结结构
Structure of lymph node

输入淋巴管
Afferent lymphatic vessel

淋巴小结
Lymphoid nodule

深皮质周围区
Peripheral area
of deep cortex

深皮质中央区
Central area of
deep cortex

髓窦
Medullary sinus

髓索
Medullary cord

185.深皮质单位结构
Structure of deep cortex unit

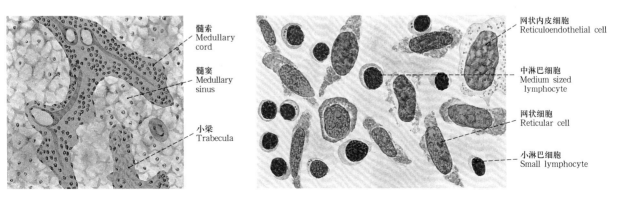

髓索
Medullary
cord

髓窦
Medullary
sinus

小梁
Trabecula

186.淋巴结髓质的结构（H·E 高倍）
Medullary structure of lymph node

网状内皮细胞
Reticuloendothelial cell

中淋巴细胞
Medium sized
lymphocyte

网状细胞
Reticular cell

小淋巴细胞
Small lymphocyte

187.髓质内细胞
Cells in the medulla

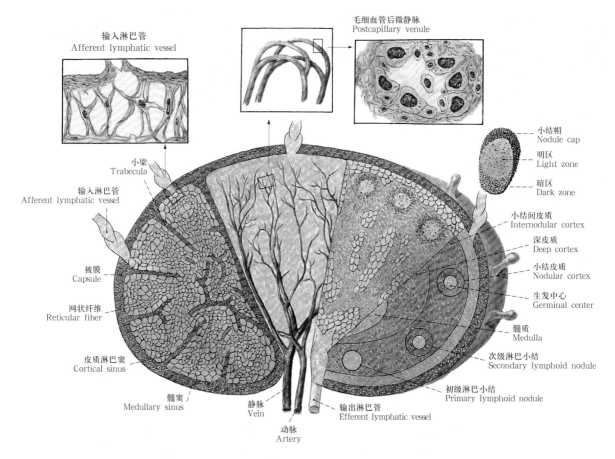

输入淋巴管
Afferent lymphatic vessel

毛细血管后微静脉
Postcapillary venule

小结帽
Nodule cap

明区
Light zone

暗区
Dark zone

小结间皮质
Internodular cortex

深皮质
Deep cortex

小结皮质
Nodular cortex

生发中心
Germinal center

髓质
Medulla

次级淋巴小结
Secondary lymphoid nodule

初级淋巴小结
Primary lymphoid nodule

小梁
Trabecula

输入淋巴管
Afferent lymphatic vessel

被膜
Capsule

网状纤维
Reticular fiber

皮质淋巴窦
Cortical sinus

髓窦
Medullary sinus

静脉
Vein

动脉
Artery

输出淋巴管
Efferent lymphatic vessel

188. 淋巴结的微细结构示意图
Diagram showing the microstructure of lymph node

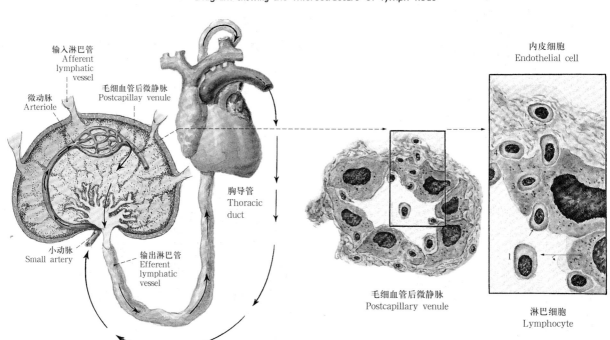

输入淋巴管
Afferent lymphatic vessel

微动脉
Arteriole

毛细血管后微静脉
Postcapillay venule

胸导管
Thoracic duct

小动脉
Small artery

输出淋巴管
Efferent lymphatic vessel

内皮细胞
Endothelial cell

毛细血管后微静脉
Postcapillary venule

淋巴细胞
Lymphocyte

189. 淋巴细胞再循环示意图
Diagram showing the recirculation of lymphocyte

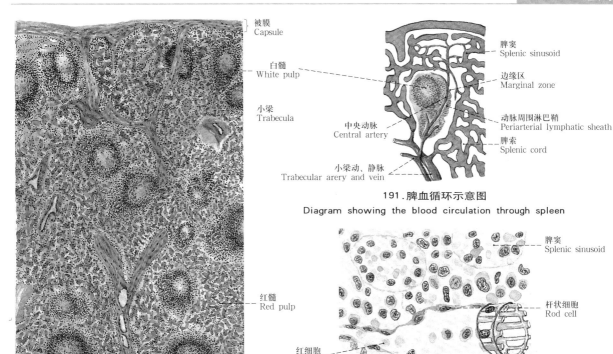

被膜
Capsule

白髓
White pulp

小梁
Trabecula

红髓
Red pulp

190. 脾微细结构（H·E　低倍）
Microstructure of spleen

脾窦
Splenic sinusoid

边缘区
Marginal zone

动脉周围淋巴鞘
Periarterial lymphatic sheath

脾索
Splenic cord

中央动脉
Central artery

小梁动、静脉
Trabecular arery and vein

191. 脾血循环示意图
Diagram showing the blood circulation through spleen

脾窦
Splenic sinusoid

杆状细胞
Rod cell

红细胞
Red cell

网状细胞
Reticular cell

192. 脾红髓微细结构
Microstructure of red pulp of spleen

被膜
Capsule

皮质
Cortex

胸腺小叶
Thymic lobule

髓质
Medulla

胸腺小体
Thymic corpuscle

小叶间隔
Interlobular septum

193. 胸腺微细结构（H·E　低倍）
Microstructure of thymus

淋巴细胞
Lymphocyte

上皮网状细胞
Epithelial reticular cell

上皮基膜
Epithelial basement membrane

内皮基膜
Endothelial basement membrane

内皮细胞
Endothelial ell

巨噬细胞
Macrophage

194. 血—胸腺屏障模式图
Diagram of blood—thymus barrier

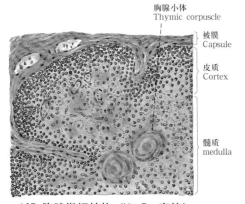

胸腺小体
Thymic corpuscle

被膜
Capsule

皮质
Cortex

髓质
medulla

195. 胸腺微细结构（H·E　高倍）
Microstructure of thymus

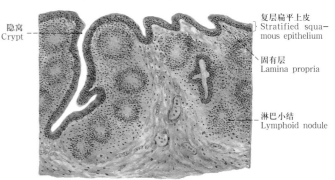

隐窝
Crypt

复层扁平上皮
Stratified squamous epithelium

固有层
Lamina propria

淋巴小结
Lymphoid nodule

196. 腭扁桃体微细结构（H·E　低倍）
Microstructure of palatine tonsil

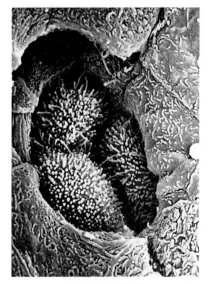

197.人腭扁桃体
Human tonsilla palatina (×5 000)

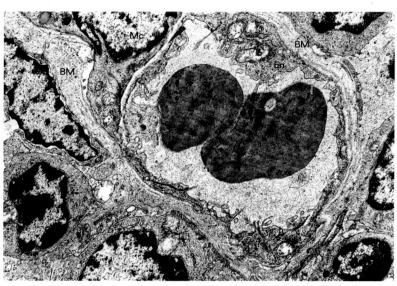

198.猫血－胸屏障
Cat blood—thymus barrier (×9 000)

Mc:macrophage 巨噬细胞　En:endothelium 内皮

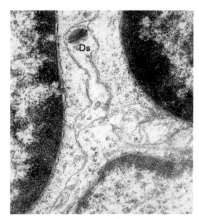

199.胸腺上皮性网状细胞间的桥粒
Desmosome between epithelial reticular cells
of thymus (×22 000)

Ds:desmosome 桥粒

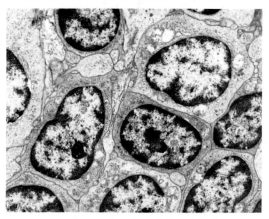

200.人淋巴结的小结皮质淋巴细胞
Lymphocyte of nodular cortex of human
lymph node (×8 000)

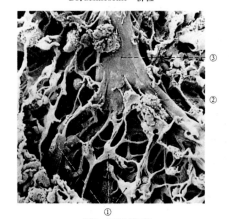

201.淋巴窦①
Lymph sinus ①(×1 000)
　①网状细胞　Reticular cell
　②巨噬细胞　Macrophage
　③小梁　Trabecula

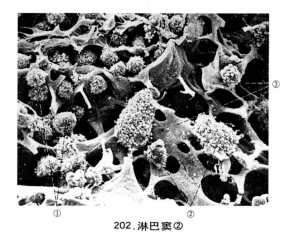

202.淋巴窦②
Lymph sinus ②(×9 000)
　①淋巴细胞　Lymphocyte
　②巨噬细胞　Macrophage
　③网状细胞　Reticular cell

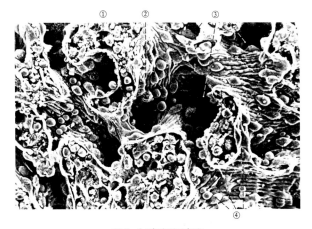

203.人脾索和脾窦

Human splenic cords and splenic sinusoids (× 400)

①脾索　Splenic cord　　　③脾窦　Splenic sinusoid
②巨噬细胞　Macrophage　④杆状内皮细胞　Rod-shaped
　　　　　　　　　　　　　　　　endothelial cell

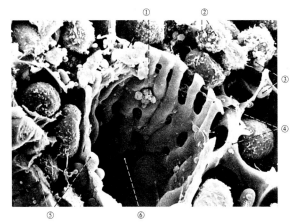

204.人脾窦和脾索

Human splenic sinusoid and splenic cord (× 2 000)

①巨噬细胞突起　Macrophage process
②白细胞　Leukocyte　③血小板　Blood platelet
④、⑤杆状内皮细胞　Rod-shaped endothelial cell
⑥脾窦　Splenic sinusoid

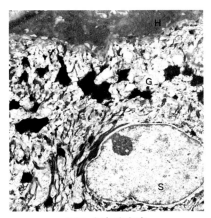

205.人皮肤表皮

Epidermis of human skin (× 7 000)

H：horny cell　角质细胞
G：granule　颗粒
S：spinous cell　棘细胞

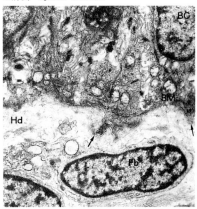

206.表皮基底层和真皮

Stratum basale of epidermis and dermis (× 7 000)

BC：basal cell　基底细胞　BM：basement membrane　基膜
Hd：hemidesmosome　半桥粒　Fb：fibroblast　成纤维细胞
↑示基底细胞突起

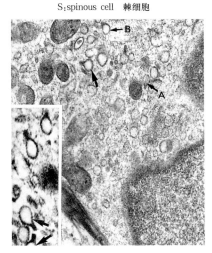

207.朗格汉斯细胞

Langerhans cell (× 42 000)

↑示伯贝克颗粒　Birbeck granule
↑A 示颗粒的杆状部　↑B 示颗粒的小泡部

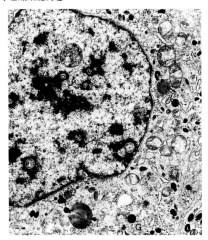

208.人的黑素细胞

Human melanocyte (× 2 000)

G：melanin granule　黑素颗粒

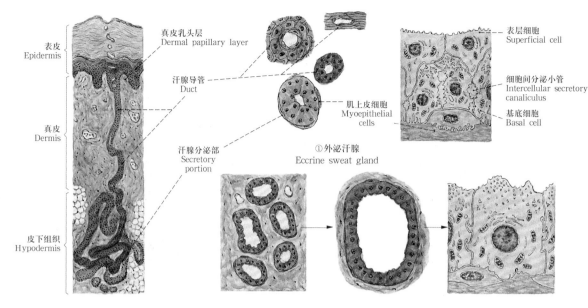

表皮
Epidermis

真皮乳头层
Dermal papillary layer

真皮
Dermis

汗腺导管
Duct

汗腺分泌部
Secretory portion

皮下组织
Hypodermis

肌上皮细胞
Myoepithelial cells

①外泌汗腺
Eccrine sweat gland

表层细胞
Superficial cell

细胞间分泌小管
Intercellular secretory canaliculus

基底细胞
Basal cell

②顶泌汗腺
Apocrine sweat gland

209.指皮微细结构（H·E 低倍）
Microstructure of skin from fingertip

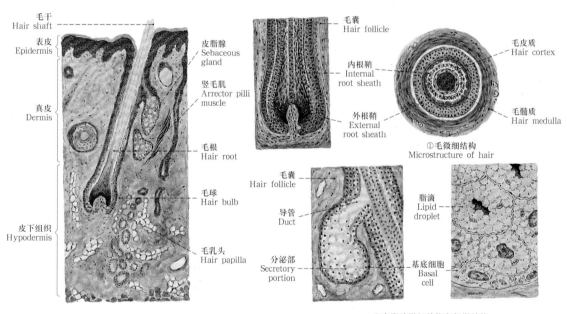

毛干
Hair shaft

表皮
Epidermis

真皮
Dermis

皮下组织
Hypodermis

皮脂腺
Sebaceous gland

竖毛肌
Arrector pilli muscle

毛根
Hair root

毛球
Hair bulb

毛乳头
Hair papilla

毛囊
Hair follicle

内根鞘
Internal root sheath

外根鞘
External root sheath

毛皮质
Hair cortex

毛髓质
Hair medulla

①毛微细结构
Microstructure of hair

毛囊
Hair follicle

导管
Duct

分泌部
Secretory portion

基底细胞
Basal cell

脂滴
Lipid droplet

②皮脂腺微细结构和超微结构
Microstructure and ultrastructure of sebaceous gland

210.头皮微细结构（H·E 低倍）
Microstructure of skin from head

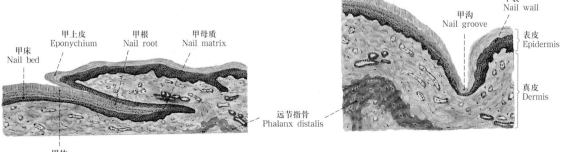

甲床
Nail bed

甲上皮
Eponychium

甲根
Nail root

甲母质
Nail matrix

甲体
Nail body

远节指骨
Phalanx distalis

甲襞
Nail wall

甲沟
Nail groove

表皮
Epidermis

真皮
Dermis

211.指甲微细结构（左纵切右横切）
Microstructure of nail

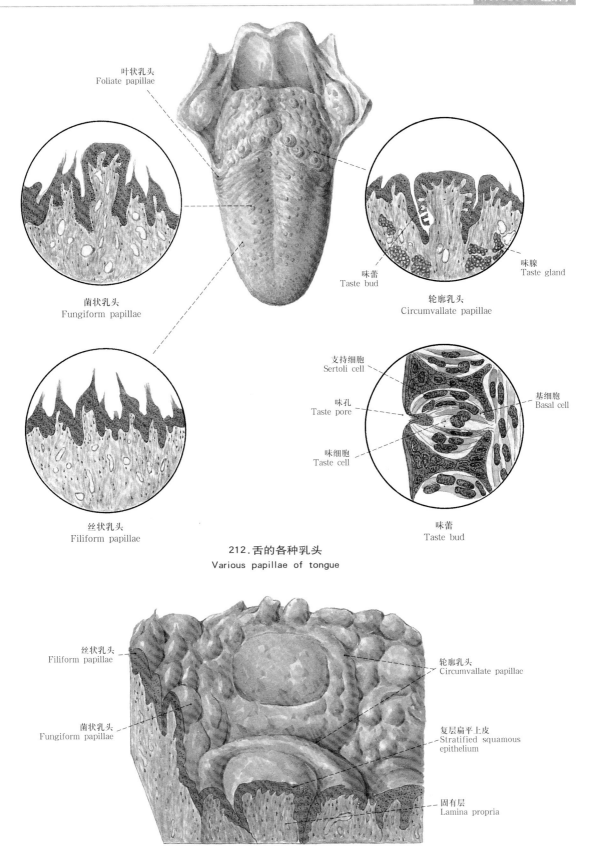

叶状乳头
Foliate papillae

菌状乳头
Fungiform papillae

味蕾
Taste bud

味腺
Taste gland

轮廓乳头
Circumvallate papillae

支持细胞
Sertoli cell

味孔
Taste pore

味细胞
Taste cell

基细胞
Basal cell

味蕾
Taste bud

丝状乳头
Filiform papillae

212.舌的各种乳头
Various papillae of tongue

丝状乳头
Filiform papillae

菌状乳头
Fungiform papillae

轮廓乳头
Circumvallate papillac

复层扁平上皮
Stratified squamous
epithelium

固有层
Lamina propria

213.舌的各种乳头立体图
Three—dimensional diagram of various papillae of tongue

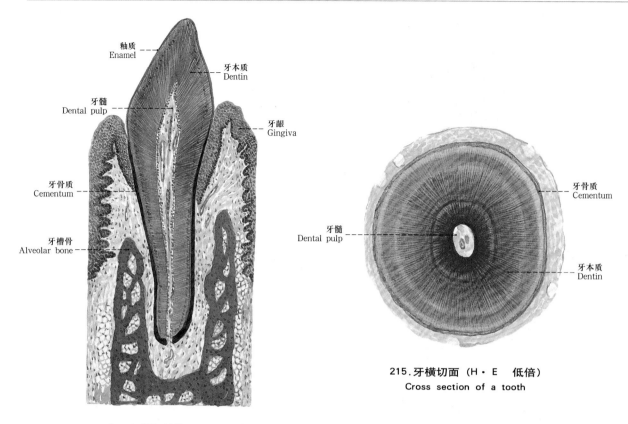

釉质
Enamel

牙本质
Dentin

牙髓
Dental pulp

牙龈
Gingiva

牙骨质
Cementum

牙槽骨
Alveolar bone

牙骨质
Cementum

牙髓
Dental pulp

牙本质
Dentin

215.牙横切面（H·E 低倍）
Cross section of a tooth

214.牙和牙龈微细结构（H·E 低倍）
Microstructure of a tooth and gingiva

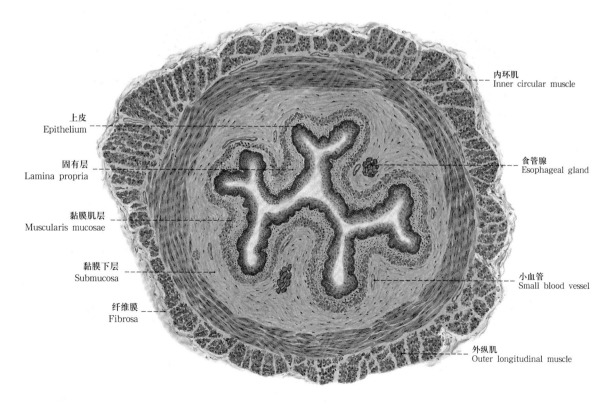

内环肌
Inner circular muscle

上皮
Epithelium

固有层
Lamina propria

食管腺
Esophageal gland

黏膜肌层
Muscularis mucosae

黏膜下层
Submucosa

小血管
Small blood vessel

纤维膜
Fibrosa

外纵肌
Outer longitudinal muscle

216.食管微细结构（H·E 低倍）
Microstructure of esophagus

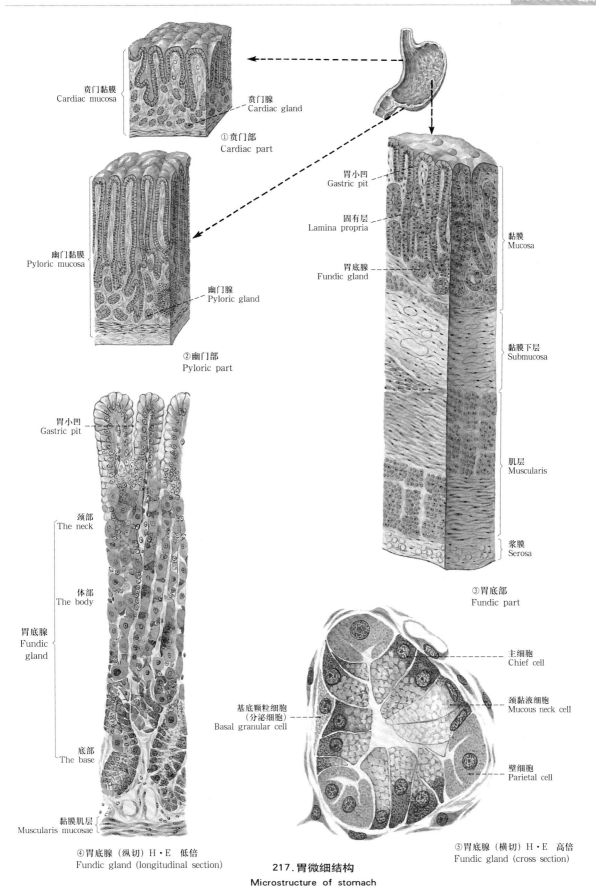

贲门黏膜
Cardiac mucosa

贲门腺
Cardiac gland

①贲门部
Cardiac part

幽门黏膜
Pyloric mucosa

幽门腺
Pyloric gland

②幽门部
Pyloric part

胃小凹
Gastric pit

固有层
Lamina propria

胃底腺
Fundic gland

黏膜
Mucosa

黏膜下层
Submucosa

肌层
Muscularis

浆膜
Serosa

③胃底部
Fundic part

胃小凹
Gastric pit

颈部
The neck

体部
The body

胃底腺
Fundic gland

底部
The base

黏膜肌层
Muscularis mucosae

④胃底腺（纵切）H·E 低倍
Fundic gland (longitudinal section)

主细胞
Chief cell

颈黏液细胞
Mucous neck cell

基底颗粒细胞
（分泌细胞）
Basal granular cell

壁细胞
Parietal cell

⑤胃底腺（横切）H·E 高倍
Fundic gland (cross section)

217.胃微细结构
Microstructure of stomach

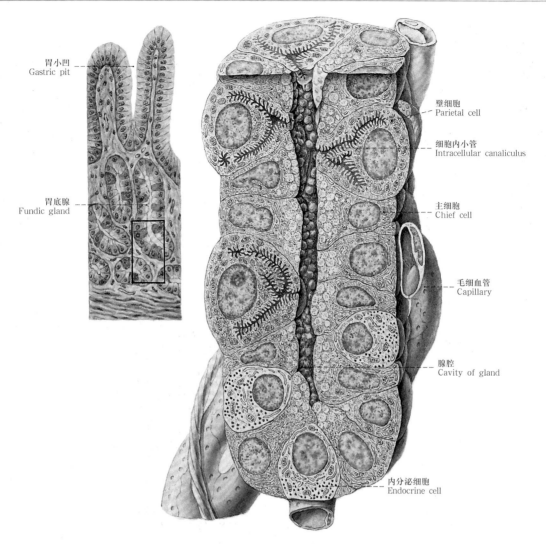

胃小凹
Gastric pit

胃底腺
Fundic gland

壁细胞
Parietal cell

细胞内小管
Intracellular canaliculus

主细胞
Chief cell

毛细血管
Capillary

腺腔
Cavity of gland

内分泌细胞
Endocrine cell

218. 胃底腺超微结构立体图
Three—dimensional diagram of ultrastructure of fundic gland

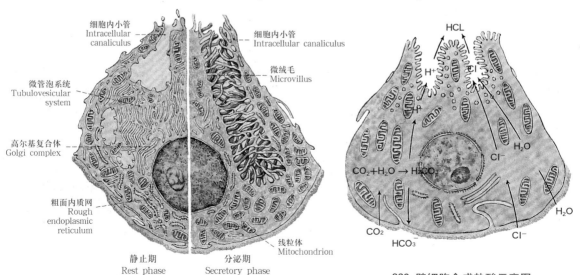

细胞内小管
Intracellular canaliculus

细胞内小管
Intracellular canaliculus

微绒毛
Microvillus

微管泡系统
Tubulovesicular system

高尔基复合体
Golgi complex

粗面内质网
Rough endoplasmic reticulum

线粒体
Mitochondrion

静止期
Rest phase

分泌期
Secretory phase

HCL

H^+

P

H_2O

Cl^-

$CO_2+H_2O \rightarrow H_2CO_3$

CO_2

HCO_3

Cl^-

H_2O

219. 壁细胞超微结构
Ultrastructure of parietal cell

220. 壁细胞合成盐酸示意图
Diagram showing the synthesis of hydrochloric acid in parietal cell

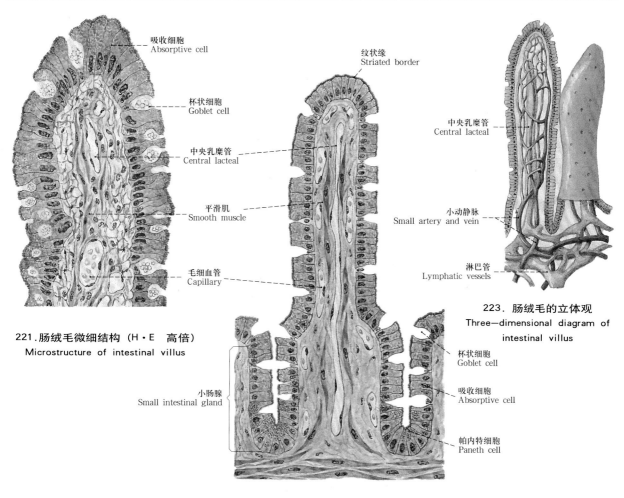

吸收细胞
Absorptive cell

杯状细胞
Goblet cell

中央乳糜管
Central lacteal

平滑肌
Smooth muscle

毛细血管
Capillary

纹状缘
Striated border

中央乳糜管
Central lacteal

221.肠绒毛微细结构（H·E 高倍）
Microstructure of intestinal villus

小肠腺
Small intestinal gland

杯状细胞
Goblet cell

吸收细胞
Absorptive cell

帕内特细胞
Paneth cell

中央乳糜管
Central lacteal

小动静脉
Small artery and vein

淋巴管
Lymphatic vessels

223．肠绒毛的立体观
Three—dimensional diagram of
intestinal villus

222.肠绒毛和小肠腺（H·E 低倍）
Intestinal villus and small intestinal gland

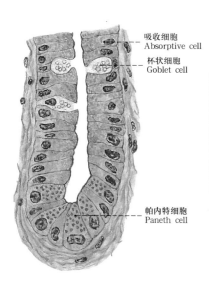

吸收细胞
Absorptive cell

杯状细胞
Goblet cell

帕内特细胞
Paneth cell

224.小肠腺微细结构
（H·E 高倍）
Microstructure of small
intestinal gland

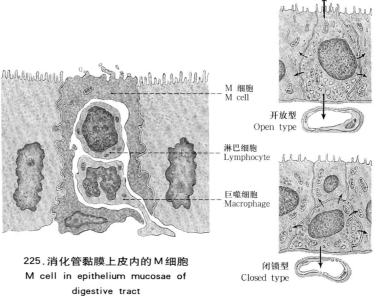

M 细胞
M cell

淋巴细胞
Lymphocyte

巨噬细胞
Macrophage

开放型
Open type

闭锁型
Closed type

225.消化管黏膜上皮内的M细胞
M cell in epithelium mucosae of
digestive tract

226.消化管内分泌细胞超微结构
Ultrastructure of gastrointestinal
endocrine cell

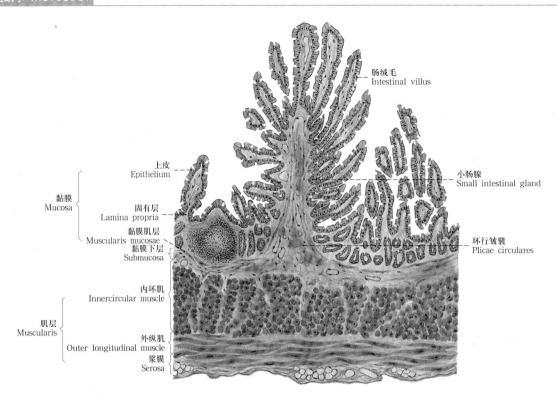

上皮
Epithelium

黏膜
Mucosa

固有层
Lamina propria

黏膜肌层
Muscularis mucosae

黏膜下层
Submucosa

内环肌
Innercircular muscle

肌层
Muscularis

外纵肌
Outer longitudinal muscle

浆膜
Serosa

肠绒毛
Intestinal villus

小肠腺
Small intestinal gland

环行皱襞
Plicae circulares

227.空肠的纵切面（H·E 低倍）
Longitudinal section of jejunum

肠绒毛
Intestinal villus

黏膜
Mucosa

黏膜下层
Submucosa

肌层
Muscularis

浆膜
Serosa

小肠腺
Small intestinal gland

十二指肠腺
Duodenal glands

228.十二指肠的纵切面（H·E 低倍）
Longitudinal section of duodenum

肠绒毛
Intestinal villus

集合淋巴小结
Aggregated lymphoid nodules

黏膜
Mucosa

黏膜下层
Submucosa

肌层
Muscularis

浆膜
Serosa

229.回肠的纵切面（H·E 低倍）
Longitudinal section of ileum

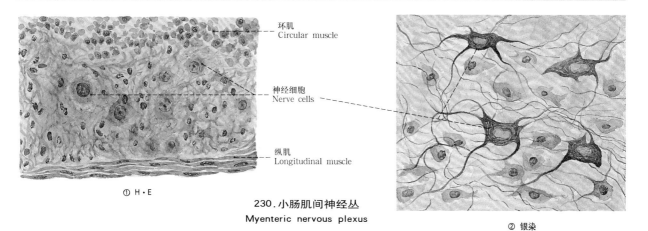

环肌
Circular muscle

神经细胞
Nerve cells

纵肌
Longitudinal muscle

① H·E

230.小肠肌间神经丛
Myenteric nervous plexus

② 银染

分泌颗粒
Secretory granule

微绒毛
Microvillus

吸收细胞
Absorptive cell

杯状细胞
Goblet cell

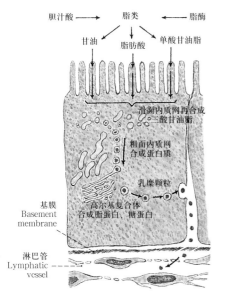

231.吸收细胞和杯状细胞超微结构
Ultrastructure of absorptive cell and goblet cell

胆汁酸 → 脂类 ← 脂酶

甘油　脂肪酸　单酸甘油脂

滑面内质网再合成
三酸甘油脂

粗面内质网
合成蛋白质

乳糜颗粒

基膜
Basement membrane

高尔基复合体
合成脂蛋白、糖蛋白

淋巴管
Lymphatic vessel

232.吸收细胞功能示意图
Diagram showing the function of absorptive cell

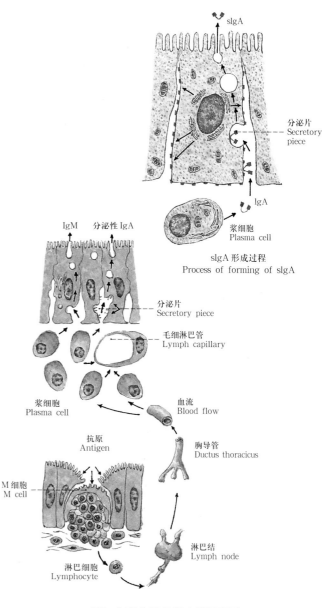

slgA

分泌片
Secretory piece

IgA

浆细胞
Plasma cell

slgA 形成过程
Process of forming of slgA

IgM　分泌性 IgA

分泌片
Secretory piece

毛细淋巴管
Lymph capillary

浆细胞
Plasma cell

血流
Blood flow

抗原
Antigen

胸导管
Ductus thoracicus

M 细胞
M cell

淋巴结
Lymph node

淋巴细胞
Lymphocyte

233.小肠分泌免疫功能示意图
Diagram showing the secretory immune
function of small intestine

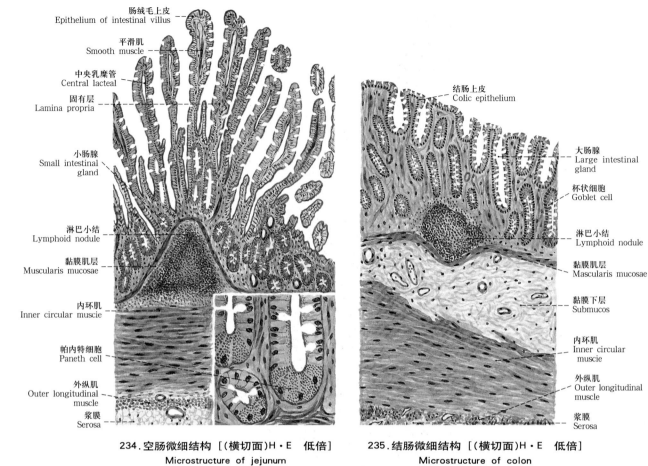

肠绒毛上皮
Epithelium of intestinal villus

平滑肌
Smooth muscle

中央乳糜管
Central lacteal

固有层
Lamina propria

小肠腺
Small intestinal
gland

淋巴小结
Lymphoid nodule

黏膜肌层
Muscularis mucosae

内环肌
Inner circular muscle

帕内特细胞
Paneth cell

外纵肌
Outer longitudinal
muscle

浆膜
Serosa

234.空肠微细结构 [(横切面)H·E 低倍]
Microstructure of jejunum

结肠上皮
Colic epithelium

大肠腺
Large intestinal
gland

杯状细胞
Goblet cell

淋巴小结
Lymphoid nodule

黏膜肌层
Mascularis mucosae

黏膜下层
Submucos

内环肌
Inner circular
muscle

外纵肌
Outer longitudinal
muscle

浆膜
Serosa

235.结肠微细结构 [(横切面)H·E 低倍]
Microstructure of colon

微绒毛
Microvillus

紧密连接
Tight junction

吸收细胞
Absorptive cell

微绒毛
Microvillus

基膜
Basement membrane

成纤维细胞
Fibroblast

分泌颗粒
Secretory granule

杯状细胞
Goblet cell

毛细血管
Capillary

固有层
Lamina propria

236.小肠黏膜上皮立体结构图
Three—dimensional diagram of epithelium of small intestine

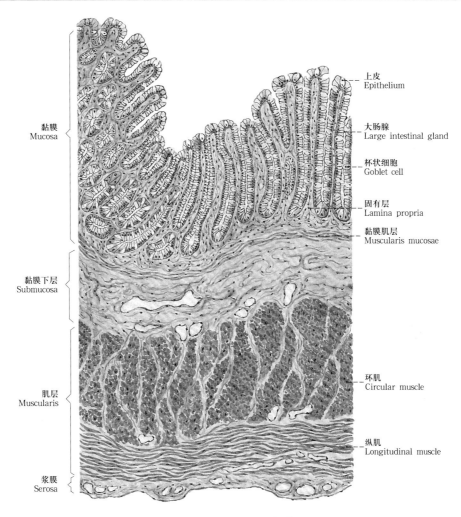

黏膜
Mucosa

上皮
Epithelium

大肠腺
Large intestinal gland

杯状细胞
Goblet cell

固有层
Lamina propria

黏膜肌层
Muscularis mucosae

黏膜下层
Submucosa

肌层
Muscularis

环肌
Circular muscle

纵肌
Longitudinal muscle

浆膜
Serosa

237.大肠纵切面（H·E 低倍）
Longitudinal section of large intestine

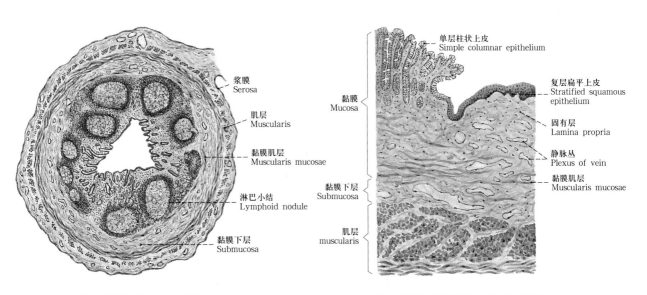

浆膜
Serosa

肌层
Muscularis

黏膜肌层
Muscularis mucosae

淋巴小结
Lymphoid nodule

黏膜下层
Submucosa

单层柱状上皮
Simple columnar epithelium

复层扁平上皮
Stratified squamous epithelium

黏膜
Mucosa

固有层
Lamina propria

静脉丛
Plexus of vein

黏膜肌层
Muscularis mucosae

黏膜下层
Submucosa

肌层
muscularis

238.阑尾（H·E 低倍）
Vermiform appendix

239.直肠肛门移行部（H·E 低倍）
Transitive portion of rectum and anus

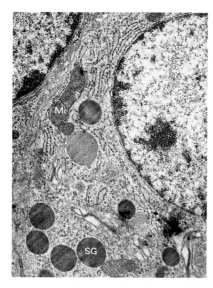

240.人胃底腺的颈
黏液细胞

Mucous neck cell
of human fundic
gland（×20 000）

Mi：mitochodrion
线粒体
SG：secretory granule
分泌颗粒

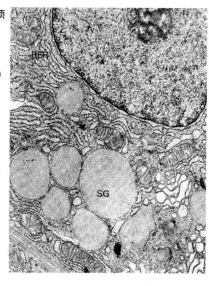

241.人胃底腺的主
细胞

Chief cell of
human fundic gland
（×20 000）

RER：rough endoplasmic
reticulum
粗面内质网
SG：secretory granule
分泌颗粒

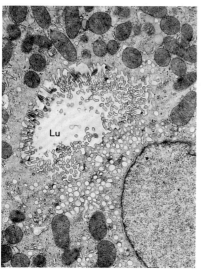

242.人胃底腺壁
细胞

Parietal cell of
human fundic
gland（×15 000）

Lu：lumen of
intracellular
canaliculus
细胞内小管的腔

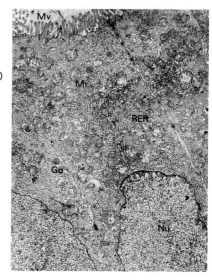

243.人小肠黏膜上
皮的吸收细胞

Absorptive cell in
epithelium mucosae
of human small
intestine（×8 000）

Mv：microvillus
微绒毛
RER：rough endoplas-
mic reticulum
粗面内质网
Go：Golgi complex
高尔基复合体

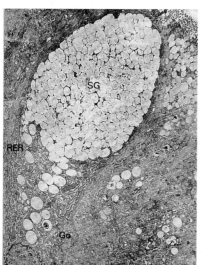

244.人小肠黏膜上
皮的杯状细胞

Goblet cell in
epithelium mucosae
of human small
intestine
（×12 000）

SG：secretory granule
分泌颗粒
RER：rough endoplas-
mic reticulum
粗面内质网
Go：Golgi complex
高尔基复合体

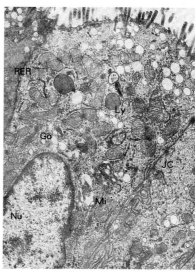

245.人大肠黏膜上
皮的柱状细胞

Columnar cell in
epithelium mucosae
of human large
intestine
（×16 000）

JC：junctional complex
连接复合体
Mi：mitochondrion
线粒体
Ly：lysosome
溶酶体

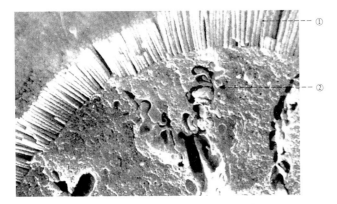

246.猴十二指肠黏膜上皮吸收细胞的微绒毛
Microvilli of absorptive cell in monkey duodenal
epithelium mucosae (× 10 000)

①微绒毛 Microvillus　②细胞连接 Cell junction

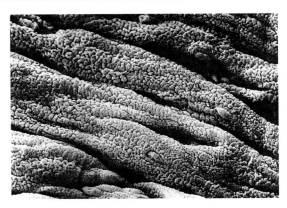

247.豚鼠大肠黏膜上皮柱状细胞的微绒毛
Microvilli of columnar cell in epithelium mucosae of
guinea pig large intestine (× 400)

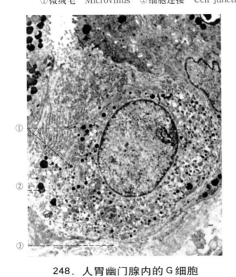

248. 人胃幽门腺内的 G 细胞
Gastrin cell of human pyloric gland (× 9 000)

①分泌颗粒 Secretory granule　②溶酶体 Lysosome
③基膜 Basement membrane

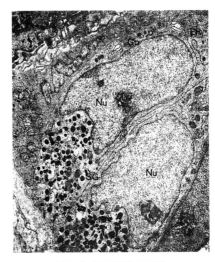

249. 人小肠腺的 S 细胞
Secretin cell of human intestinal gland (× 6 000)

SG：secretory granule 分泌颗粒

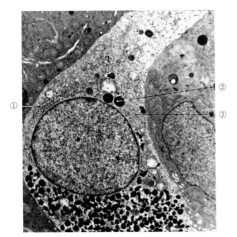

250.人十二指肠腺内的 EC 细胞
Enterocnromaffin cell of human duodenal gland (× 9 000)

①粗面内质网 Rough endoplasmic reticulum
②溶酶体 Lysosome　③高尔基复合体 Golgi complex

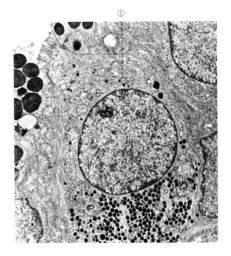

251.人十二指肠腺内的基底颗粒细胞
Basal granular cell of human duodenal gland (× 12 500)

①高尔基复合体 Golgi complex

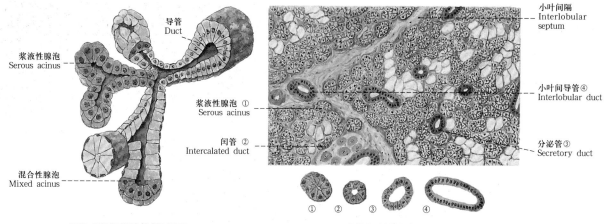

导管
Duct

浆液性腺泡
Serous acinus

浆液性腺泡 ①
Serous acinus

闰管 ②
Intercalated duct

混合性腺泡
Mixed acinus

252. 唾液腺结构模式图
Diagram of structure of salivary gland

小叶间隔
Interlobular septum

小叶间导管④
Interlobular duct

分泌管③
Secretory duct

253. 腮腺微细结构（H·E 低倍）
Microstructure of parotid gland

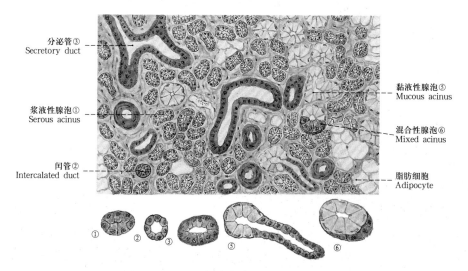

分泌管③
Secretory duct

浆液性腺泡①
Serous acinus

闰管②
Intercalated duct

黏液性腺泡⑤
Mucous acinus

混合性腺泡⑥
Mixed acinus

脂肪细胞
Adipocyte

254. 下颌下腺微细结构（H·E 低倍）
Microstructure of submandibular gland

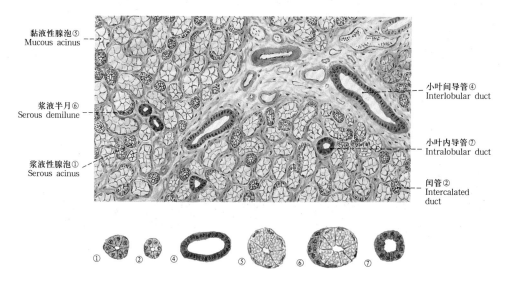

黏液性腺泡⑤
Mucous acinus

浆液半月⑥
Serous demilune

浆液性腺泡①
Serous acinus

小叶间导管④
Interlobular duct

小叶内导管⑦
Intralobular duct

闰管②
Intercalated duct

255. 舌下腺微细结构（H·E 低倍）
Microstructure of sublingua gland

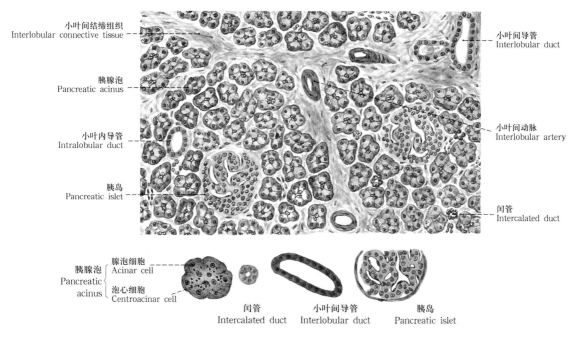

小叶间结缔组织
Interlobular connective tissue

胰腺泡
Pancreatic acinus

小叶内导管
Intralobular duct

胰岛
Pancreatic islet

小叶间导管
Interlobular duct

小叶间动脉
Interlobular artery

闰管
Intercalated duct

胰腺泡
Pancreatic
acinus
  腺泡细胞
  Acinar cell
  泡心细胞
  Centroacinar cell

闰管
Intercalated duct

小叶间导管
Interlobular duct

胰岛
Pancreatic islet

256.胰腺微细结构①（H·E　低倍）
Microstructure of pancreas ①

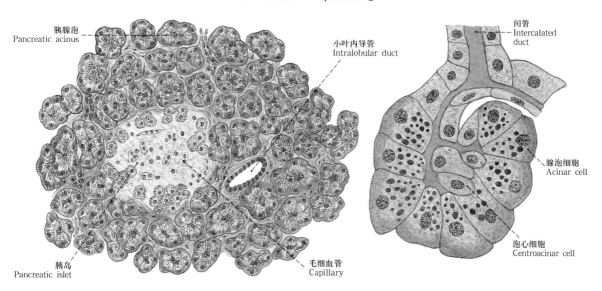

胰腺泡
Pancreatic acinus

小叶内导管
Intralobular duct

胰岛
Pancreatic islet

毛细血管
Capillary

闰管
Intercalated
duct

腺泡细胞
Acinar cell

泡心细胞
Centroacinar cell

257.胰腺微细结构②（特殊染色　高倍）
Microstructure of pancreas ②

258.胰腺泡微细结构
Microstructure of a pancreatic acinus

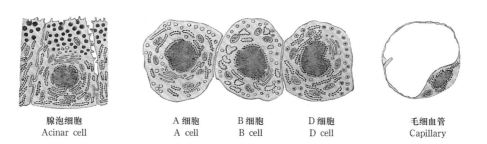

腺泡细胞
Acinar cell

A 细胞
A cell

B 细胞
B cell

D 细胞
D cell

毛细血管
Capillary

259.胰腺内、外分泌细胞超微结构
Ultrastructure of exocrine and endocrine cells of pancreas

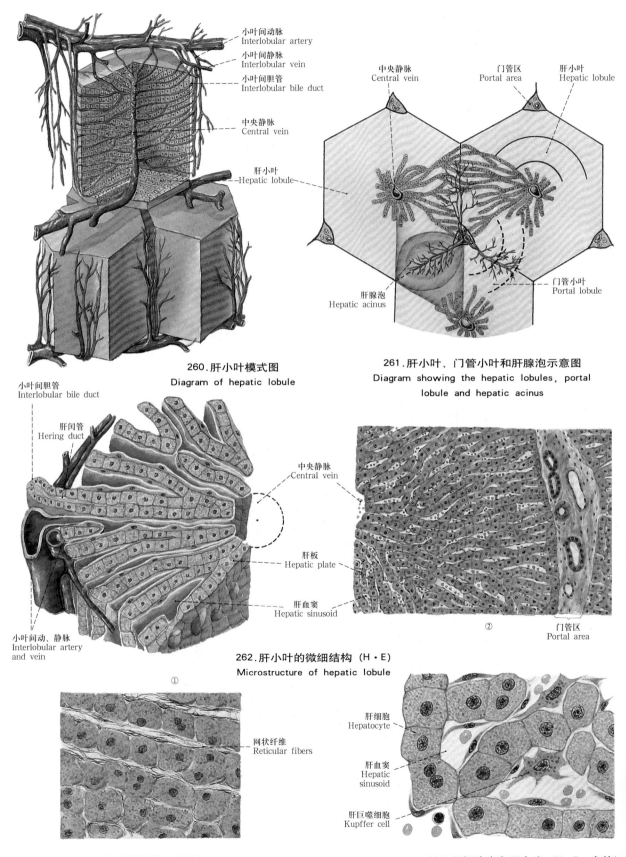

小叶间动脉
Interlobular artery

小叶间静脉
Interlobular vein

小叶间胆管
Interlobular bile duct

中央静脉
Central vein

肝小叶
Hepatic lobule

中央静脉
Central vein

门管区
Portal area

肝小叶
Hepatic lobule

肝腺泡
Hepatic acinus

门管小叶
Portal lobule

260.肝小叶模式图
Diagram of hepatic lobule

261.肝小叶、门管小叶和肝腺泡示意图
Diagram showing the hepatic lobules, portal
lobule and hepatic acinus

小叶间胆管
Interlobular bile duct

肝闰管
Hering duct

中央静脉
Central vein

肝板
Hepatic plate

肝血窦
Hepatic sinusoid

门管区
Portal area

小叶间动、静脉
Interlobular artery
and vein

①

②

262.肝小叶的微细结构（H·E）
Microstructure of hepatic lobule

网状纤维
Reticular fibers

肝细胞
Hepatocyte

肝血窦
Hepatic
sinusoid

肝巨噬细胞
Kupffer cell

263.肝网状纤维（高倍）
Reticular fibers of liver

264.肝细胞索和肝血窦（H·E 高倍）
Hepatic cell cords and sinusoids

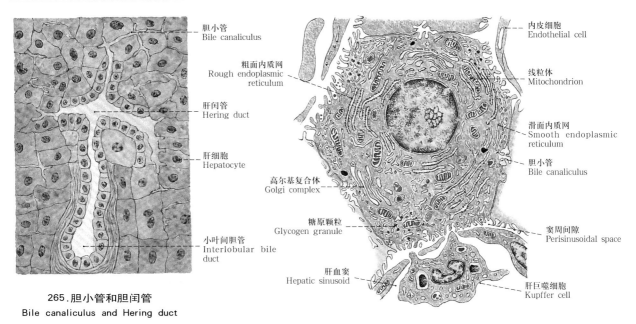

胆小管
Bile canaliculus

粗面内质网
Rough endoplasmic reticulum

肝闰管
Hering duct

肝细胞
Hepatocyte

小叶间胆管
Interlobular bile duct

内皮细胞
Endothelial cell

线粒体
Mitochondrion

滑面内质网
Smooth endoplasmic reticulum

胆小管
Bile canaliculus

高尔基复合体
Golgi complex

糖原颗粒
Glycogen granule

窦周间隙
Perisinusoidal space

肝血窦
Hepatic sinusoid

肝巨噬细胞
Kupffer cell

265.胆小管和胆闰管
Bile canaliculus and Hering duct

266.肝细胞超微结构图
Diagram of ultrastructure of a hepatocyte

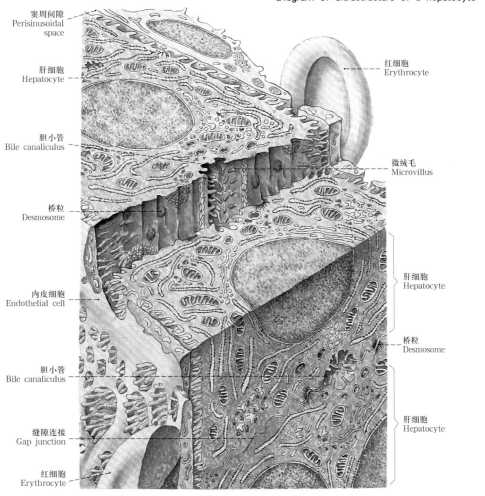

窦周间隙
Perisinusoidal space

肝细胞
Hepatocyte

胆小管
Bile canaliculus

桥粒
Desmosome

内皮细胞
Endothelial cell

胆小管
Bile canaliculus

缝隙连接
Gap junction

红细胞
Erythrocyte

红细胞
Erythrocyte

微绒毛
Microvillus

肝细胞
Hepatocyte

桥粒
Desmosome

肝细胞
Hepatocyte

267.肝板超微结构立体图
Three—dimensional diagram of ultrastructure of hepatic plate

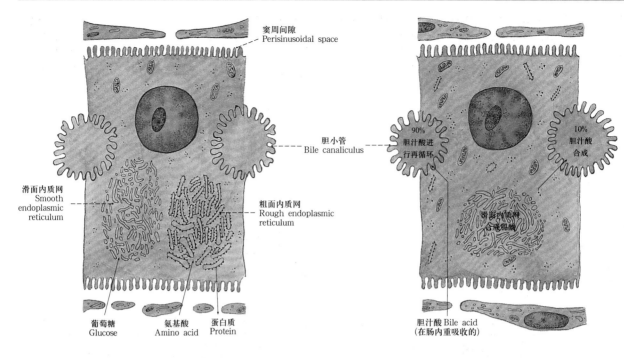

胒周间隙
Perisinusoidal space

胒小管
Bile canaliculus

滑面内质网
Smooth
endoplasmic
reticulum

粗面内质网
Rough endoplasmic
reticulum

葡萄糖
Glucose

氨基酸
Amino acid

蛋白质
Protein

268. 肝细胞合成蛋白质示意图
Diagram showing the protein synthesis in
hepatocyte

90%
胆汁酸进
行再循环

10%
胆汁酸
合成

滑面内质网
合成胆酸

胆汁酸 Bile acid
（在肠内重吸收的）

269. 肝细胞合成胆汁示意图
Diagram showing the bile acid synthesis in
hepatocyte

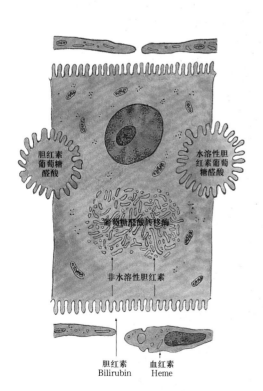

胆红素
葡萄糖
醛酸

水溶性胆
红素葡萄
糖醛酸

葡萄糖醛酸转移酶

非水溶性胆红素

胆红素
Bilirubin

血红素
Heme

270. 肝细胞分泌胆红素示意图
Diagram showing the bilirubin synthesis in
hepatocyte

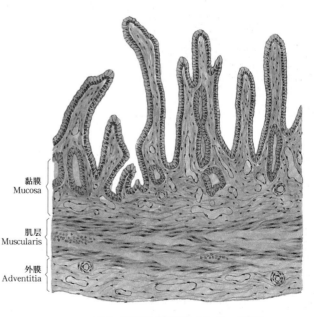

黏膜
Mucosa

肌层
Muscularis

外膜
Adventitia

271. 胆囊微细结构（H·E 低倍）
Microstructure of vesica fellea

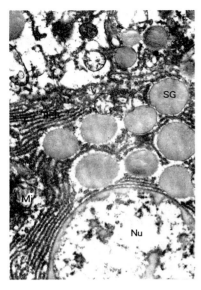

272．人腮腺浆液性
腺细胞
Serous cell of
human parotid
gland（×10 000）

SG：secretory
granule
分泌颗粒
RER：rough
endoplasmic
reticulum
粗面内质网

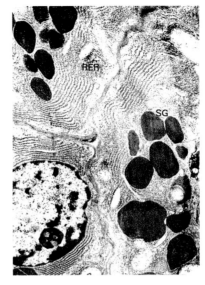

273．大鼠下颌下腺
的浆液性腺细胞
Serous cell of rat
submandibular gland
（×9 000）

SG：secretory
granule
分泌颗粒
RER：rough endoplasmic
reticulum
粗面内质网

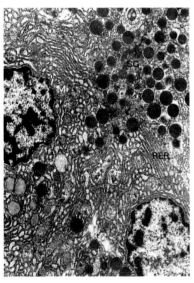

274．人胰腺外分
泌部细胞①
Exocrine cell of
human pancreas①
（×7 000）

SG：secretory
granule
分泌颗粒
RER：rough
endoplasmic
reticulum
粗面内质网

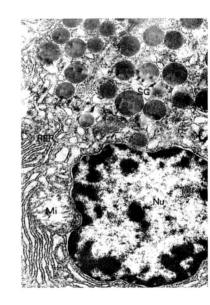

275．人胰腺外分
泌部细胞②
Exocrine cell of
human pancreas②
（×15 000）

SG：secretory
granule
分泌颗粒
Mi：mitochondrion
线粒体
RER：rough
endoplasmic
reticulum
粗面内质网

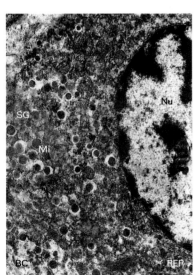

276．人胰岛A细
胞
A cell of human
pancreatic islet
（×12 000）

SG：secretory
granule
分泌颗粒
Mi：mitochondrion
线粒体
BC：Bcell
B细胞

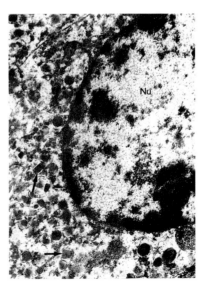

277．人胰岛B细
胞
B cell of human
pancreatic islet
（×15 000）

↑示致密结晶小体

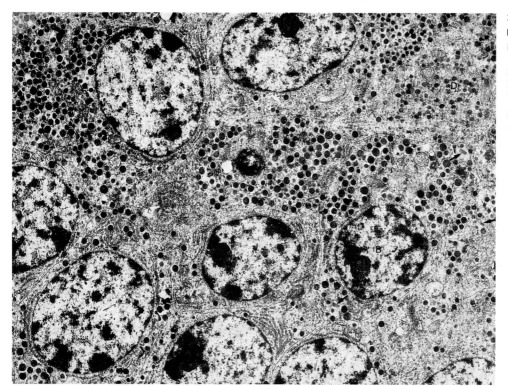

278.小鼠胰岛
Mouse pancreatic
islet (×9 000)

A：A cell A 细胞
B：B cell B 细胞
D：D cell D 细胞
↑示 B 细胞的分泌
颗粒内的杆状结晶
小体

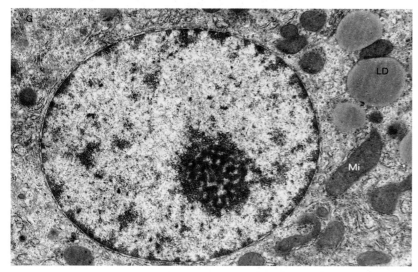

279.人肝细胞
Human hepatocyte ①
(×10 000)

LD：lipid droplet 脂滴
Mi：mitochondrion 线粒体
G：glycogen granule 糖原颗粒

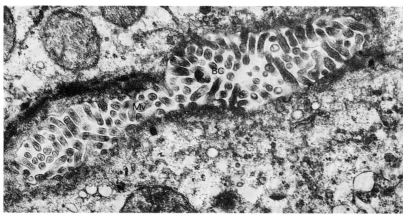

Human hepatocyte ②
(×40 000)

BC：bile canaliculus 胆小管
Mv：microvillus 微绒毛

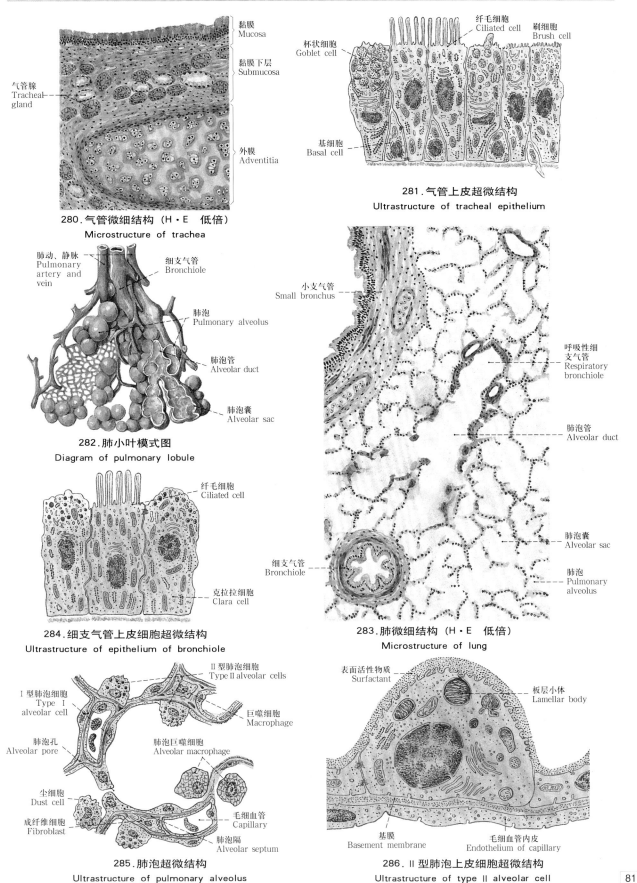

黏膜
Mucosa

黏膜下层
Submucosa

气管腺
Tracheal
gland

外膜
Adventitia

280.气管微细结构（H·E 低倍）
Microstructure of trachea

杯状细胞
Goblet cell

纤毛细胞
Ciliated cell

刷细胞
Brush cell

基细胞
Basal cell

281.气管上皮超微结构
Ultrastructure of tracheal epithelium

肺动、静脉
Pulmonary
artery and
vein

细支气管
Bronchiole

肺泡
Pulmonary alveolus

肺泡管
Alveolar duct

肺泡囊
Alveolar sac

282.肺小叶模式图
Diagram of pulmonary lobule

小支气管
Small bronchus

呼吸性细
支气管
Respiratory
bronchiole

肺泡管
Alveolar duct

肺泡囊
Alveolar sac

肺泡
Pulmonary
alveolus

细支气管
Bronchiole

283.肺微细结构（H·E 低倍）
Microstructure of lung

纤毛细胞
Ciliated cell

克拉拉细胞
Clara cell

284.细支气管上皮细胞超微结构
Ultrastructure of epithelium of bronchiole

Ⅱ型肺泡细胞
Type Ⅱ alveolar cells

Ⅰ型肺泡细胞
Type Ⅰ
alveolar cell

巨噬细胞
Macrophage

肺泡孔
Alveolar pore

肺泡巨噬细胞
Alveolar macrophage

尘细胞
Dust cell

毛细血管
Capillary

成纤维细胞
Fibroblast

肺泡隔
Alveolar septum

285.肺泡超微结构
Ultrastructure of pulmonary alveolus

表面活性物质
Surfactant

板层小体
Lamellar body

基膜
Basement membrane

毛细血管内皮
Endothelium of capillary

286.Ⅱ型肺泡上皮细胞超微结构
Ultrastructure of type Ⅱ alveolar cell

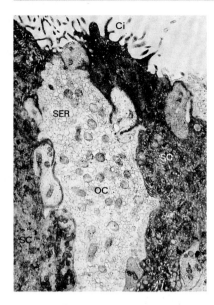

287.猫嗅上皮
Cat olfactory
epithelium
(×10 000)

OC：olfactory cell
嗅细胞
SC：Sertoli cell
支持细胞
SER：Smooth
endoplasmic
reticulum
滑面内质网

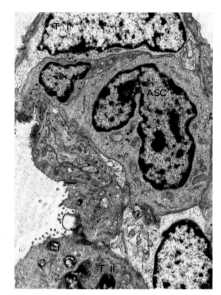

288.肺泡上皮
Alveolar epithelium
(×8 000)

T I：type I alveolar cell
I型肺泡细胞
T II：type II alveolar cell
II型肺泡细胞
ASC：alveolar septum cell
肺泡膈细胞

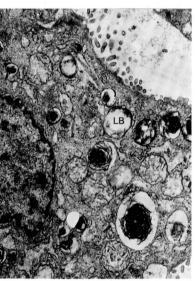

**289.人II型肺泡
细胞**
Human type II
alveolar cell
(×10 000)

LB：lamellar body
板层小体

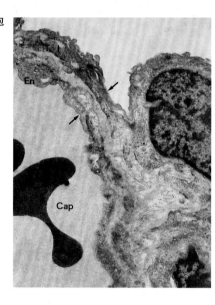

290.血—气屏障
Blood—air barrier
(×7 500)

T I：type I alveolar cell
I型肺泡细胞
En：endothelium
内皮
Cap：capillary
毛细血管

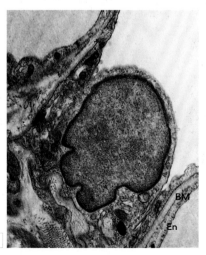

**291.人I型肺泡
细胞**
Human type I
alveolar cell
(×7 600)

BM：basement
membrane
基膜
En：endothelium
内皮

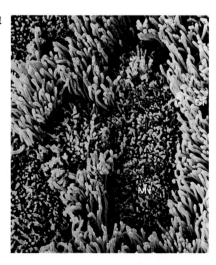

**292.人气管上皮
的纤毛细胞**
Ciliated cell in
epithelium of
human trachea
(×4 000)

Mv：microvillus
微绒毛
Ci：cilium
纤毛

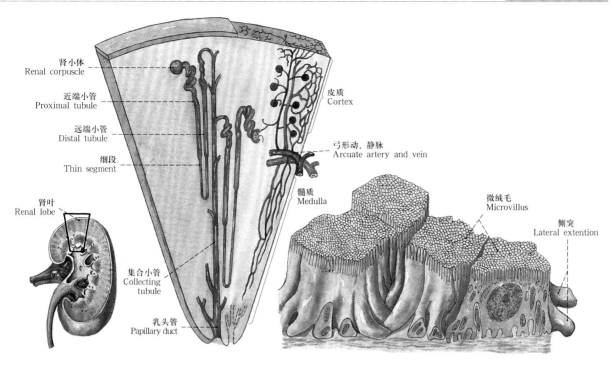

肾小体
Renal corpuscle

近端小管
Proximal tubule

远端小管
Distal tubule

细段
Thin segment

肾叶
Renal lobe

皮质
Cortex

弓形动、静脉
Arcuate artery and vein

髓质
Medulla

集合小管
Collecting tubule

乳头管
Papillary duct

微绒毛
Microvillus

侧突
Lateral extention

293.肾单位的各段和集合小管在肾脏内的分布
Localization of nephron segments and
collecting tubules in the kidney

295.近曲小管上皮细胞超微结构模式图
Diagram of ultrastructure of proximal convoluted tubule cell

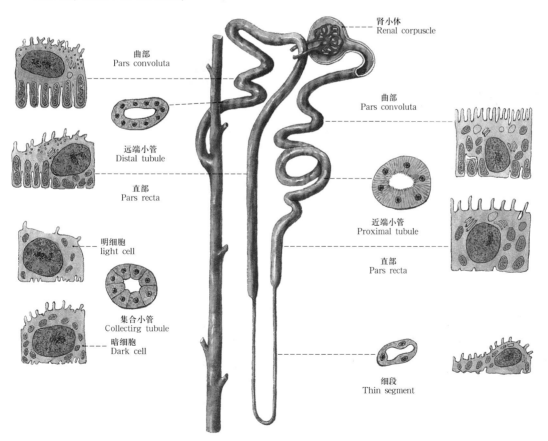

曲部
Pars convoluta

远端小管
Distal tubule

直部
Pars recta

明细胞
light cell

集合小管
Collectirg tubule

暗细胞
Dark cell

肾小体
Renal corpuscle

曲部
Pars convoluta

近端小管
Proximal tubule

直部
Pars recta

细段
Thin segment

294.肾单位、集合小管的微细结构和超微结构
Microstructure and ultrastructure of nephron segments and collecting tubules

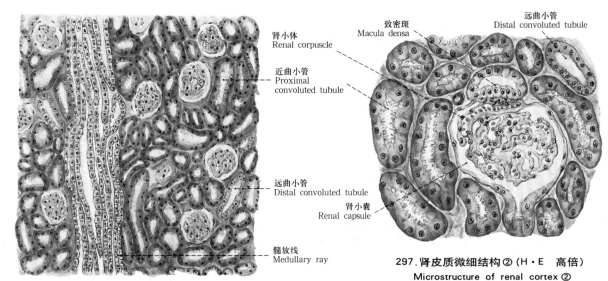

肾小体
Renal corpuscle

近曲小管
Proximal
convoluted tubule

远曲小管
Distal convoluted tubule

髓放线
Medullary ray

296.肾皮质微细结构①（H·E　低倍）
Microstructure of renal cortex ①

致密斑
Macula densa

远曲小管
Distal convoluted tubule

肾小囊
Renal capsule

297.肾皮质微细结构②（H·E　高倍）
Microstructure of renal cortex ②

入球微动脉
Afferent
arteriole

球旁细胞
Juxtaglome rular cell

致密斑
Macula densa

极垫细胞
Polar cushion cell

出球微动脉
Efferent arteriole

内皮
Endothelium

足细胞
Podocyte

基膜
Basement
membrane

肾小囊腔
Capsular space

近曲小管
Proximal convoluted tubule

298.肾小体模式图
Diagram of renal corpuscle

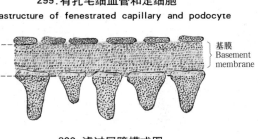

有孔内皮细胞
Fenestrated
endothelium cell

初级突起
Primary process

次级突起
Secondary process

足细胞
Podocyte

299.有孔毛细血管和足细胞
Uitrastructure of fenestrated capillary and podocyte

有孔内皮细胞
Fenestrated
endothelium cell

裂孔隔膜
Slit diaphragm

基膜
Basement
membrane

300.滤过屏障模式图
Diagram of filtration barrier

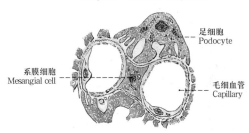

足细胞
Podocyte

系膜细胞
Mesangial cell

毛细血管
Capillary

301.血管球内系膜模式图
Diagram of mesangium

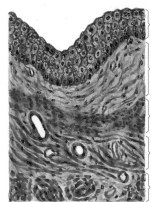

移行上皮
Transitional epithelium

固有层
lamina propria

内纵肌
Inner longitudinal muscle

中环肌
Middle circular muscle

外纵肌
Outer longitudinal muscl

302.膀胱微细结构（H·E　低倍）
Microstructure of vesica urinaria

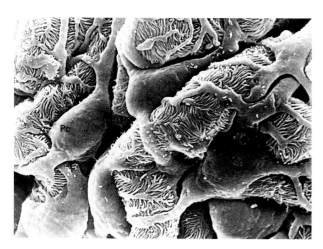

303. 足细胞
Podocyte (× 3 000)
Pc: podocyte 足细胞

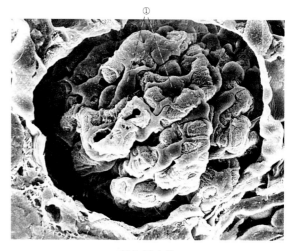

304. 肾小体
Renal corpuscle (× 1 200)
① 足细胞 Podocyte

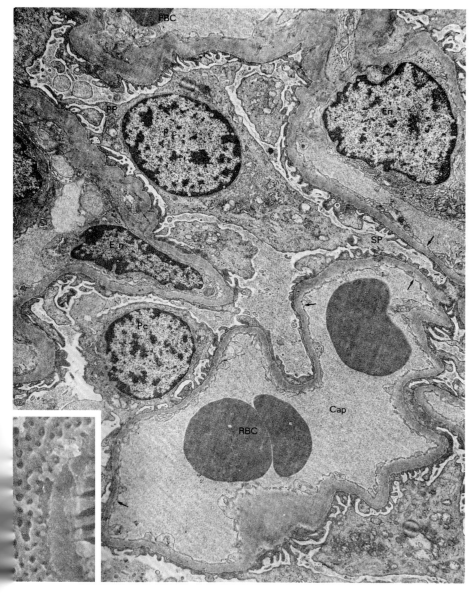

305. 人肾小体

Human renal

corpuscle (× 5 000)

En: endothelial cell 内皮细胞
Pc: podocyte 足细胞
PP: primary process 初级突起
SP: secondary process 次级突起
Cap: capillary 毛细血管
RBC: red blood cell 红细胞
↑示内皮细胞上的窗孔。左下图为血管球的有孔毛细血管内皮细胞的扫描电镜像。

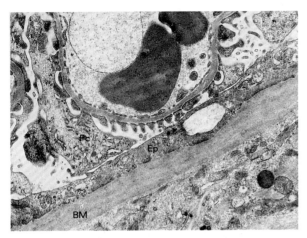

306.小鼠肾小囊
Mouse renal capsule (×10 000)

Pc:podocyte 足细胞
BM:basement membrane 基膜
Ep:epithelium 上皮

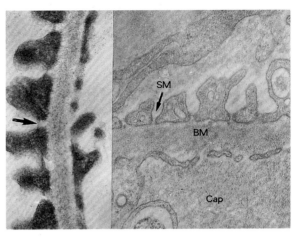

307.滤过屏障
Filtration barrier (×45 000)

SM:slit diaphragm 裂孔隔膜
BM:basement membrane 基膜
Cap:capillary 毛细血管 →示裂孔隔膜

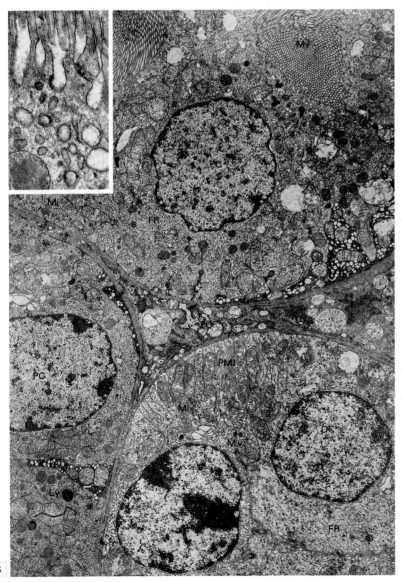

308.大鼠肾小管
Rat renal tubule (×15 000)

Mv:microvillus 微绒毛
PMI:plasma membrane infolding 质膜内褶
FR:free ribosome 游离核糖体
Mi:mitochondrion 线粒体
Ly:lysosome 溶酶体
PC:proximal convoluted tubule epithelial cell
近曲小管上皮细胞
DC:distal convoluted tubule epithelial cell 远曲小
管上皮细胞。左上插图显示微绒毛根部细胞膜内陷
形成的顶端致密小管。

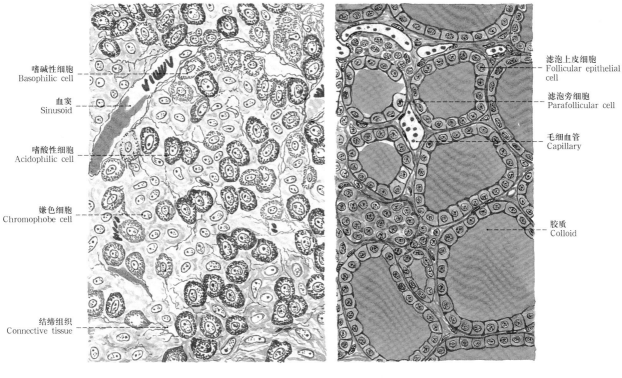

嗜碱性细胞
Basophilic cell

血窦
Sinusoid

嗜酸性细胞
Acidophilic cell

嫌色细胞
Chromophobe cell

结缔组织
Connective tissue

滤泡上皮细胞
Follicular epithelial cell

滤泡旁细胞
Parafollicular cell

毛细血管
Capillary

胶质
Colloid

309.垂体远侧部（特殊染色　低倍）
Pars distalis of pituitary gland

310.甲状腺微细结构（H・E　低倍）
Microstructure of thyroid gland

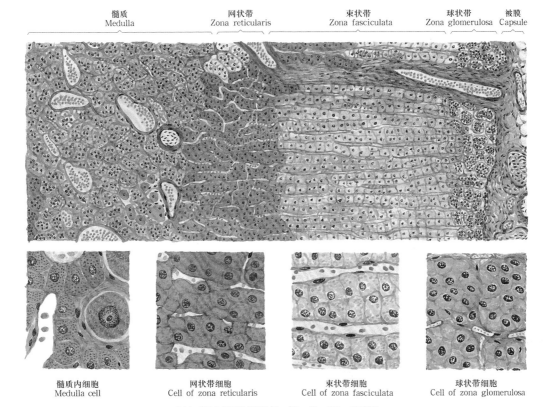

髓质
Medulla

网状带
Zona reticularis

束状带
Zona fasciculata

球状带
Zona glomerulosa

被膜
Capsule

髓质内细胞
Medulla cell

网状带细胞
Cell of zona reticularis

束状带细胞
Cell of zona fasciculata

球状带细胞
Cell of zona glomerulosa

311.肾上腺微细结构（H・E　低、高倍）
Microstructure of adrenal gland

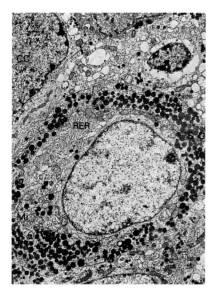

312. 大鼠垂体前叶
生长激素细胞
Somatotroph of rat
anterior pituitary
gland
(×6 000)
RER: rough endoplas-
mic reticulum
粗面内质网

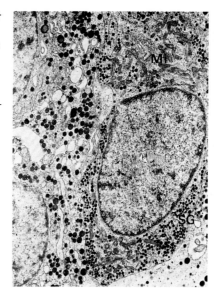

313. 促甲状腺激素
细胞
Thyrotroph
(×5 000)
SG: secretory
granule 分泌颗粒

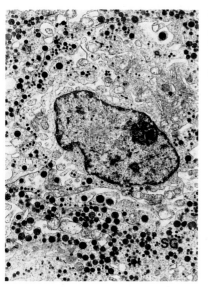

314. 促性腺激素细
胞
Gonadotroph
(×8 000)
SG: secretory
granule 分泌颗粒

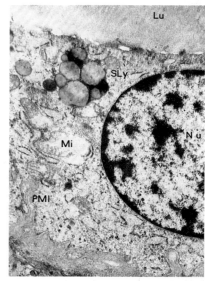

315. 人甲状腺滤泡
上皮细胞
Follicular epithe-
lial cell of human
thyroid gland
(×23 000)
Lu: lumen 腔
SLy: secondary
lysosome
次级溶酶体
Mi: mitochondrion
线粒体
PMI: plasma mem-
brane infolding
质膜内褶

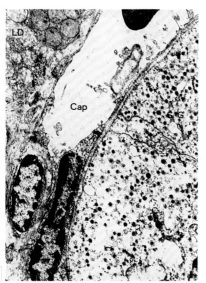

316. 大鼠肾上腺皮
质细胞（左上）和
髓质细胞（右下）
Rat adrenal
cortex cell and
adrenal medullar
cell (×7 000)
SG: secretory granule
分泌颗粒
Cap: capillary
毛细血管
LD: lipid droplet
脂滴

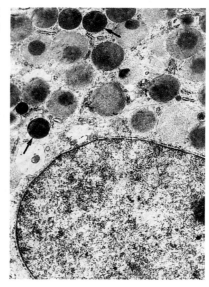

317. 人肾上腺髓质
细胞
Human adrenal
medullar cell
(×13 000)
↑示去甲肾上腺素颗粒

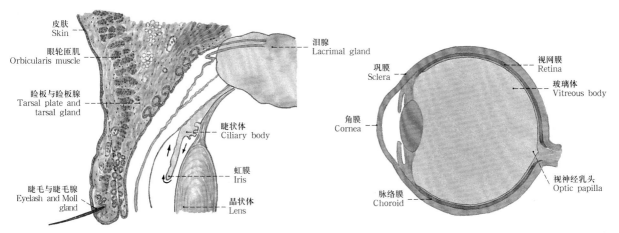

皮肤
Skin

眼轮匝肌
Orbicularis muscle

睑板与睑板腺
Tarsal plate and tarsal gland

睫毛与睫毛腺
Eyelash and Moll gland

泪腺
Lacrimal gland

睫状体
Ciliary body

虹膜
Iris

晶状体
Lens

318.眼睑和眼球前部示意图
Diagram showing the eyelid and anterior part of eyeball

巩膜
Sclera

角膜
Cornea

脉络膜
Choroid

视网膜
Retina

玻璃体
Vitreous body

视神经乳头
Optic papilla

319.眼球壁的结构
Structure of coat of eyeball

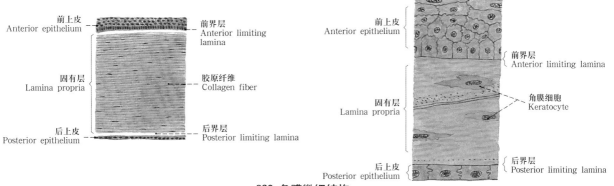

前上皮
Anterior epithelium

固有层
Lamina propria

后上皮
Posterior epithelium

前界层
Anterior limiting lamina

胶原纤维
Collagen fiber

后界层
Posterior limiting lamina

前上皮
Anterior epithelium

固有层
Lamina propria

后上皮
Posterior epithelium

前界层
Anterior limiting lamina

角膜细胞
Keratocyte

后界层
Posterior limiting lamina

320.角膜微细结构
Microstructure of cornea

脉络膜
Choroid

巩膜
Sclera

色素上皮细胞
Pigment epithelial cell

胶原纤维
Collagen fiber

321.巩膜、脉络膜微细结构（H・E 高倍）
Microstrucure of sclera and choroid

角膜
Cornea

虹膜
Iris

巩膜静脉窦
Scleral venous sinus

小梁网
Trabecular meshwork

巩膜距
Scleral spur

322.虹膜角膜角微细结构（H・E 高倍）
Microstructure of iridocorneal angle

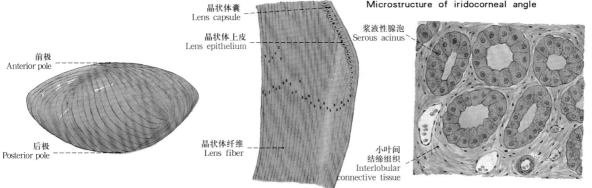

前极
Anterior pole

后极
Posterior pole

晶状体囊
Lens capsule

晶状体上皮
Lens epithelium

晶状体纤维
Lens fiber

浆液性腺泡
Serous acinus

小叶间
结缔组织
Interlobular connective tissue

323.晶状体的结构（H・E 低倍）
Structure of lens

324.泪腺微细结构（H・E 高倍）
Microstructure of lacrimal gland

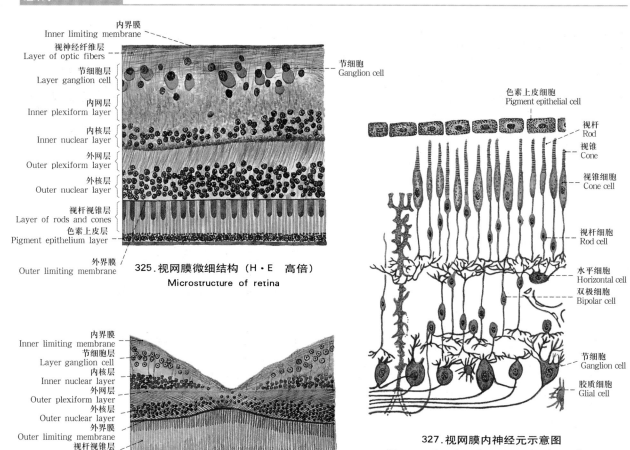

内界膜
Inner limiting membrane
视神经纤维层
Layer of optic fibers
节细胞层
Layer ganglion cell
内网层
Inner plexiform layer
内核层
Inner nuclear layer
外网层
Outer plexiform layer
外核层
Outer nuclear layer
视杆视锥层
Layer of rods and cones
色素上皮层
Pigment epithelium layer
外界膜
Outer limiting membrane
节细胞
Ganglion cell

325. 视网膜微细结构（H・E 高倍）
Microstructure of retina

色素上皮细胞
Pigment epithelial cell
视杆
Rod
视锥
Cone
视锥细胞
Cone cell
视杆细胞
Rod cell
水平细胞
Horizontal cell
双极细胞
Bipolar cell
节细胞
Ganglion cell
胶质细胞
Glial cell

内界膜
Inner limiting membrane
节细胞层
Layer ganglion cell
内核层
Inner nuclear layer
外网层
Outer plexiform layer
外核层
Outer nuclear layer
外界膜
Outer limiting membrane
视杆视锥层
Layer of rods and cones
色素上皮层
Pigment epithelium layer

326. 黄斑和中央凹微细结构（H・E 低倍）
Microstructure of macula lutea and central fovea

327. 视网膜内神经元示意图
Diagram showing the nerves in the retina

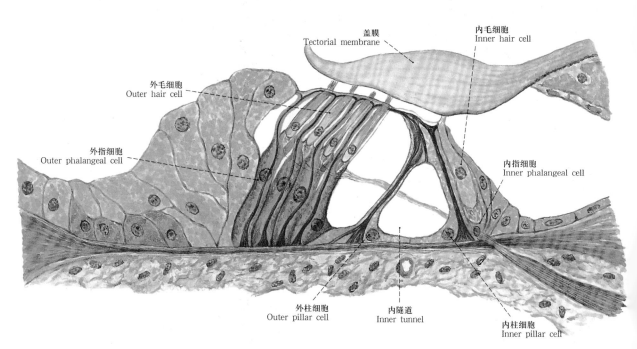

盖膜
Tectorial membrane
内毛细胞
Inner hair cell
外毛细胞
Outer hair cell
外指细胞
Outer phalangeal cell
内指细胞
Inner phalangeal cell
外柱细胞
Outer pillar cell
内隧道
Inner tunnel
内柱细胞
Inner pillar cell

328. 耳蜗微细结构（H・E 高倍）
Microstructure of cochlea

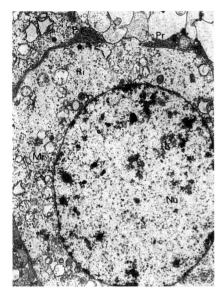

329.视网膜节细胞
Ganglion cell of
retina（×6 000）
Nu：nucleus 细胞核
Ri：ribosome
核糖体
Mi：mitochondrion
线粒体
Pr：process 突起

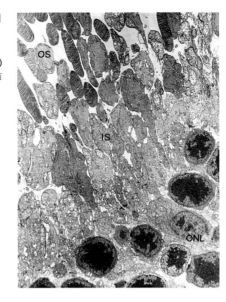

330.视细胞
Visual cell
（×6 500）
OS：outer segment
外节
IS：inner segment
内节
ONL：outer nuclear
layer
外核层

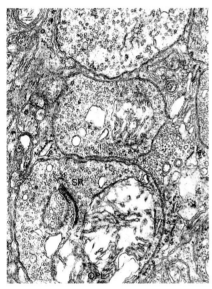

331.视网膜内的
突触
Synapse of retina
（×30 000）
SR：synaptic ribbon
突触带
OPL：outer
plexiform
layer
外网层

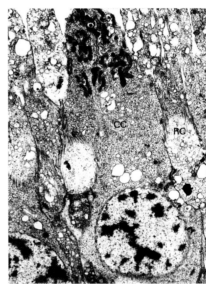

332.视锥细胞和
视杆细胞
Cone cell and rod
cell（×6 000）
CC：cone cell
视锥细胞
RC：rod cell
视杆细胞

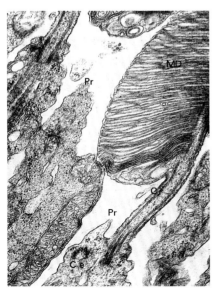

333.连接纤毛
Connecting cilium
（×28 000）
Pr：process 突起
MD：membranous
disc 膜盘
Ci：cilium 纤毛
Ce：centriole 中心粒

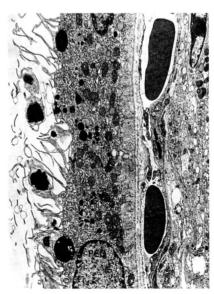

334.色素上皮细胞
Pigment epithelial
cell（×6 000）
PEC：pigment
epithelial cell
色素上皮细胞

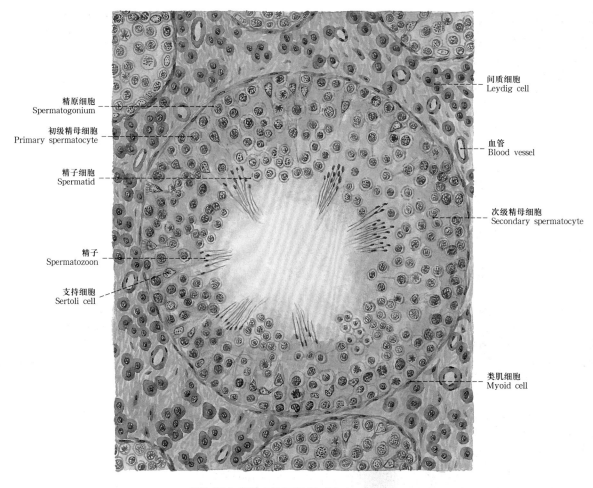

精原细胞
Spermatogonium

初级精母细胞
Primary spermatocyte

精子细胞
Spermatid

精子
Spermatozoon

支持细胞
Sertoli cell

间质细胞
Leydig cell

血管
Blood vessel

次级精母细胞
Secondary spermatocyte

类肌细胞
Myoid cell

335. 睾丸生精小管和间质（H·E 低倍）
Seminiferous tubule and interstitial tissue of testis

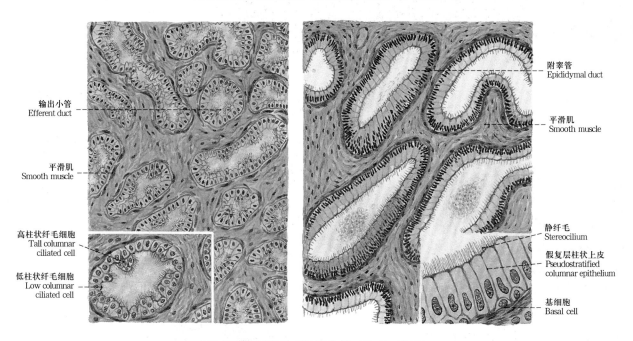

输出小管
Efferent duct

平滑肌
Smooth muscle

高柱状纤毛细胞
Tall columnar
ciliated cell

低柱状纤毛细胞
Low columnar
ciliated cell

附睾管
Epididymal duct

平滑肌
Smooth muscle

静纤毛
Stereocilium

假复层柱状上皮
Pseudostratified
columnar epithelium

基细胞
Basal cell

336. 附睾内输出小管和附睾管（H·E 高倍）
Efferent duct and epididymal duct of epididymis

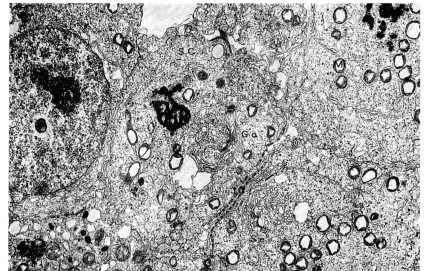

337. 小鼠生精小管的生精上皮
Spermatogenic epithelium of mouse
seminiferous tubule (× 14 000)
SS: secondary spermatocyte 次级精母细胞
SC: sertoli cell 支持细胞
JC: junctional complex 连接复合体

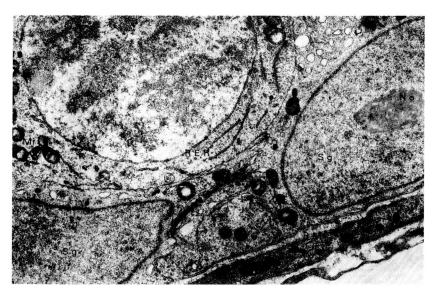

338. 初级精母细胞
Primary spermatocyte (× 12 000)
Sg: spermatogonium 精原细胞
BM: basement membrane 基膜
PS: primary spermatocyte 初级精母细胞

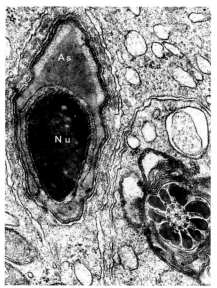

339. 精子头部
Head of sper-
matozoon
(× 60 000)
As: acrosome 顶体
Nu: nucleus 核

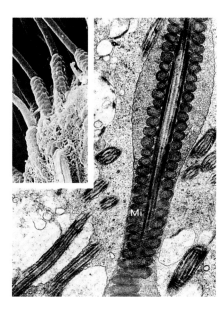

340. 精子尾部
Tail of sperma
tozoon
(× 20 000)
Mi: mitochondrion
线粒体
左上图为精子的
扫描电镜像

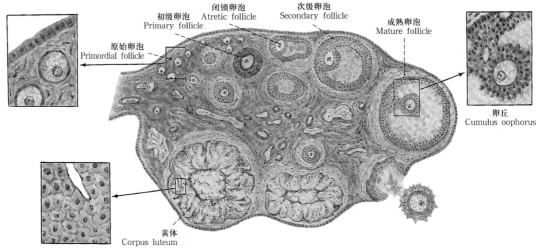

初级卵泡
Primary follicle

闭锁卵泡
Atretic follicle

次级卵泡
Secondary follicle

成熟卵泡
Mature follicle

原始卵泡
Primordial follicle

卵丘
Cumulus oophorus

黄体
Corpus luteum

341.卵巢微细结构
Microstructure of ovary

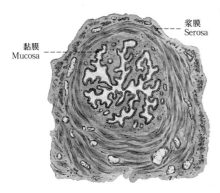

浆膜
Serosa

黏膜
Mucosa

342.输卵管微细结构（H·E 低倍）
Microstructure of oviduct

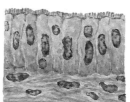
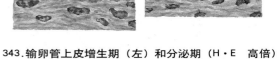

343.输卵管上皮增生期（左）和分泌期（H·E 高倍）
Proliferative phase（left）and secretory phase of epithelium of oviduct

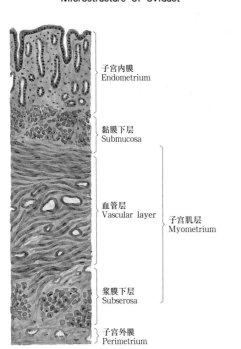

子宫内膜
Endometrium

黏膜下层
Submucosa

血管层
Vascular layer

子宫肌层
Myometrium

浆膜下层
Subserosa

子宫外膜
Perimetrium

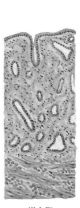

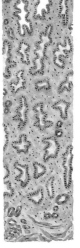
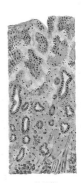

增生期
Proliferative phase

分泌期
Secretory phase

月经期
Menstrual phase

344.子宫内膜的周期改变
Endometrium in different phases of menstrual cycle

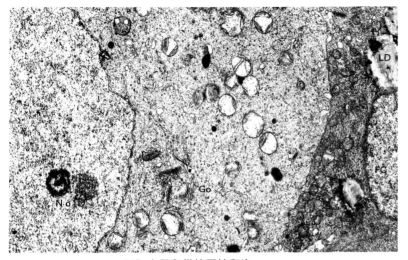

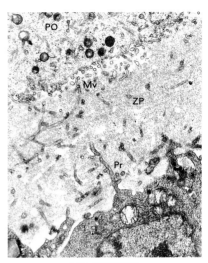

345.小鼠卵巢的原始卵泡
Primordial follicle of mouse ovary（×13 000）
No:nucleolus　核仁
LD:lipid droplet　脂滴
FC:follicular cell　卵泡细胞
Go:Golgi Complex　高尔基复合体

346.初级卵泡
Primary follicle（×12 000）
PO:primary oocyte　初级卵母细胞
ZP:zona Pellucida　透明带
Mv:microvillus　微绒毛
Pr:process　突起

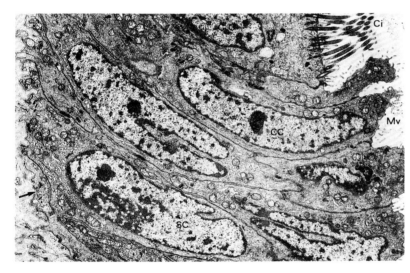

347.人子宫内膜上皮
Epithelium of human endometrium
（×8 000）
Ci:cilium　纤毛
Mv:microvillus　微绒毛
SC:secretory cell　分泌细胞
CC:ciliated cell　纤毛细胞
↑示基膜

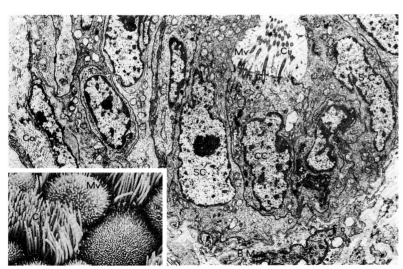

348.人输卵管上皮
Epithelium of human oviduct（×6 000）
Mv:microvillus　微绒毛
Ci:cilium　纤毛
SC:secretory cell　分泌细胞
CC:ciliated cell　纤毛细胞
Co:collagen fibril　胶原原纤维
BM:basement membrane　基膜
Fc:fibrocyte　纤维细胞

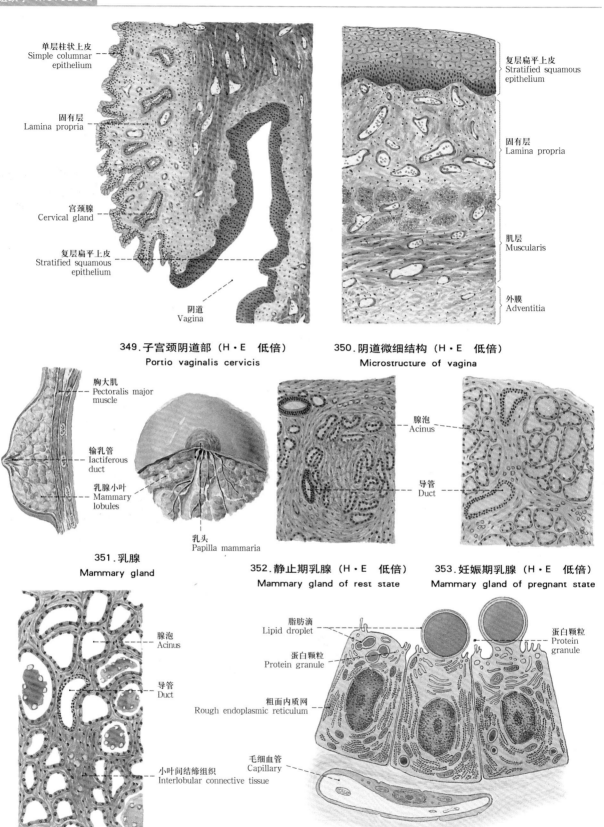

单层柱状上皮
Simple columnar epithelium

固有层
Lamina propria

宫颈腺
Cervical gland

复层扁平上皮
Stratified squamous epithelium

阴道
Vagina

复层扁平上皮
Stratified squamous epithelium

固有层
Lamina propria

肌层
Muscularis

外膜
Adventitia

349.子宫颈阴道部（H·E 低倍）
Portio vaginalis cervicis

350.阴道微细结构（H·E 低倍）
Microstructure of vagina

胸大肌
Pectoralis major muscle

输乳管
lactiferous duct

乳腺小叶
Mammary lobules

乳头
Papilla mammaria

腺泡
Acinus

导管
Duct

351.乳腺
Mammary gland

352.静止期乳腺（H·E 低倍）
Mammary gland of rest state

353.妊娠期乳腺（H·E 低倍）
Mammary gland of pregnant state

腺泡
Acinus

导管
Duct

小叶间结缔组织
Interlobular connective tissue

脂肪滴
Lipid droplet

蛋白颗粒
Protein granule

粗面内质网
Rough endoplasmic reticulum

毛细血管
Capillary

蛋白颗粒
Protein granule

354.授乳期乳腺（H·E 高倍）
Mammary gland of lactating state

355.乳腺分泌细胞超微结构
Uitrastructure of secretory cell of mammary gland

EMBRYOLOGY

胚胎学

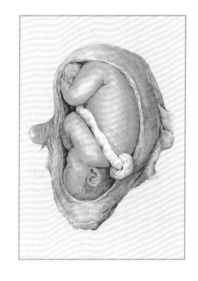

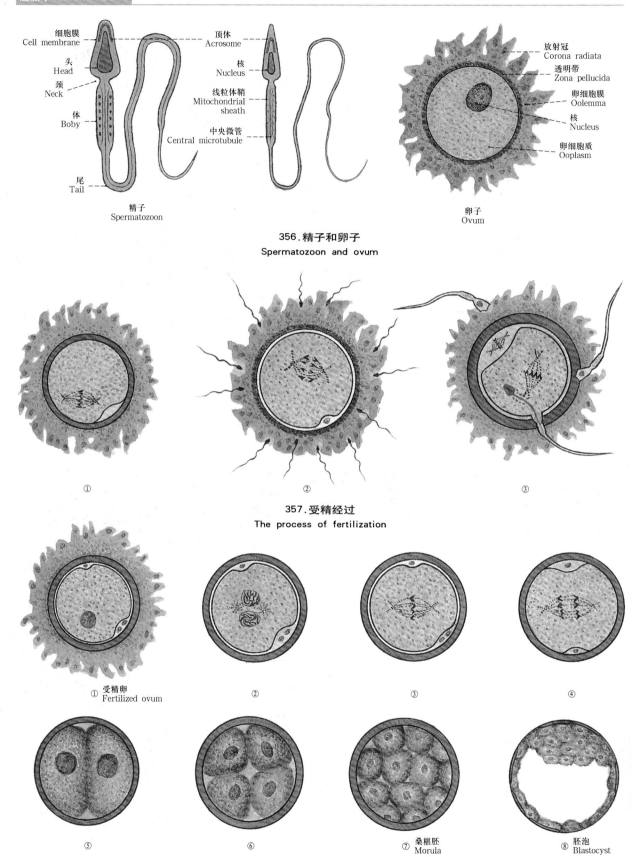

356.精子和卵子
Spermatozoon and ovum

357.受精经过
The process of fertilization

358.卵裂和胚泡形成
Cleavage and formation of blastocyst

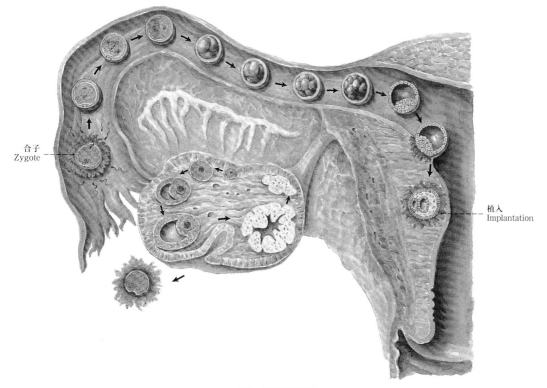

合子
Zygote

植入
Implantation

359.运卵和植入
Transport of zygote and implantation

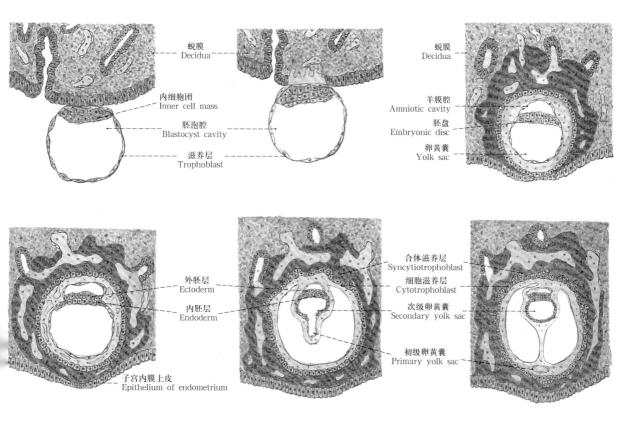

蜕膜
Decidua

内细胞团
Inner cell mass

胚泡腔
Blastocyst cavity

滋养层
Trophoblast

蜕膜
Decidua

羊膜腔
Amniotic cavity

胚盘
Embryonic disc

卵黄囊
Yolk sac

外胚层
Ectoderm

内胚层
Endoderm

子宫内膜上皮
Epithelium of endometrium

合体滋养层
Syncytiotrophoblast

细胞滋养层
Cytotrophoblast

次级卵黄囊
Secondary yolk sac

初级卵黄囊
Primary yolk sac

360.植入过程中胚泡改变
Change of blastocyst of implantation into the endometrium

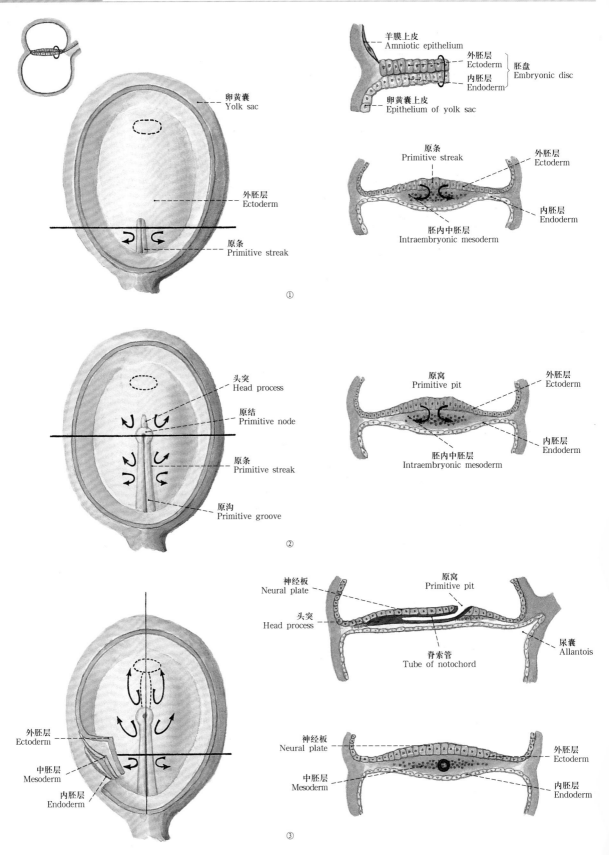

羊膜上皮
Amniotic epithelium

外胚层
Ectoderm

内胚层
Endoderm

胚盘
Embryonic disc

卵黄囊上皮
Epithelium of yolk sac

卵黄囊
Yolk sac

外胚层
Ectoderm

原条
Primitive streak

原条
Primitive streak

外胚层
Ectoderm

内胚层
Endoderm

胚内中胚层
Intraembryonic mesoderm

①

头突
Head process

原结
Primitive node

原条
Primitive streak

原沟
Primitive groove

原窝
Primitive pit

外胚层
Ectoderm

内胚层
Endoderm

胚内中胚层
Intraembryonic mesoderm

②

神经板
Neural plate

原窝
Primitive pit

头突
Head process

脊索管
Tube of notochord

尿囊
Allantois

神经板
Neural plate

外胚层
Ectoderm

中胚层
Mesoderm

内胚层
Endoderm

外胚层
Ectoderm

中胚层
Mesoderm

内胚层
Endoderm

③

361.三胚层的形成（2～3周）
Formation of the trilaminar germ layer

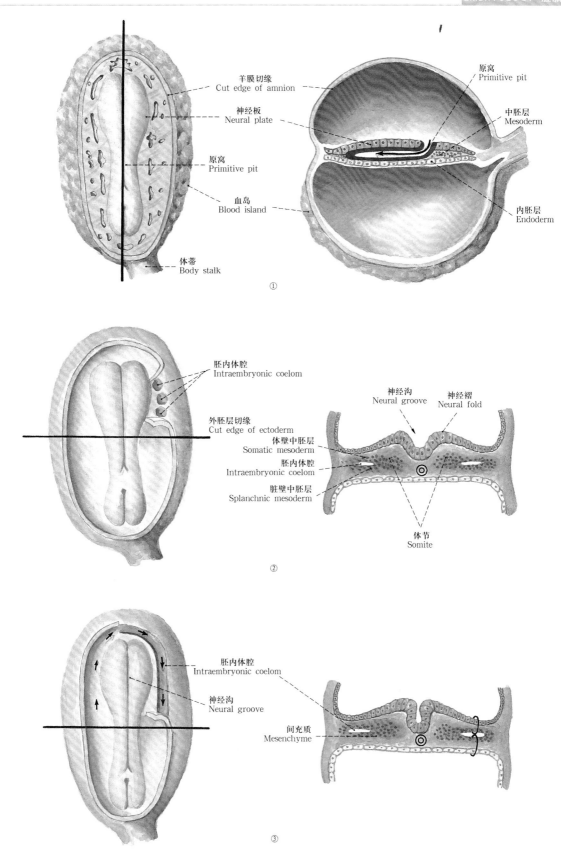

羊膜切缘
Cut edge of amnion

神经板
Neural plate

原窝
Primitive pit

血岛
Blood island

体蒂
Body stalk

原窝
Primitive pit

中胚层
Mesoderm

内胚层
Endoderm

①

胚内体腔
Intraembryonic coelom

外胚层切缘
Cut edge of ectoderm

神经沟
Neural groove

神经褶
Neural fold

体壁中胚层
Somatic mesoderm

胚内体腔
Intraembryonic coelom

脏壁中胚层
Splanchnic mesoderm

体节
Somite

②

胚内体腔
Intraembryonic coelom

神经沟
Neural groove

间充质
Mesenchyme

③

362.体节和胚内体腔形成（4周）
Formation of the somite and intraembryonic coelom

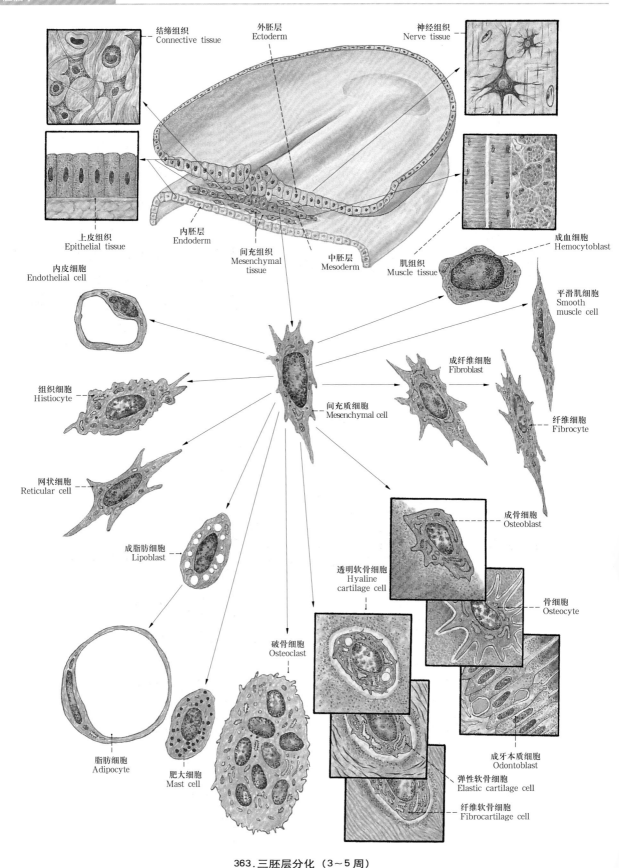

结缔组织
Connective tissue

外胚层
Ectoderm

神经组织
Nerve tissue

上皮组织
Epithelial tissue

内胚层
Endoderm

间充组织
Mesenchymal tissue

中胚层
Mesoderm

肌组织
Muscle tissue

成血细胞
Hemocytoblast

内皮细胞
Endothelial cell

平滑肌细胞
Smooth muscle cell

组织细胞
Histiocyte

成纤维细胞
Fibroblast

间充质细胞
Mesenchymal cell

纤维细胞
Fibrocyte

网状细胞
Reticular cell

成骨细胞
Osteoblast

成脂肪细胞
Lipoblast

透明软骨细胞
Hyaline cartilage cell

骨细胞
Osteocyte

破骨细胞
Osteoclast

脂肪细胞
Adipocyte

肥大细胞
Mast cell

成牙本质细胞
Odontoblast

弹性软骨细胞
Elastic cartilage cell

纤维软骨细胞
Fibrocartilage cell

363．三胚层分化（3～5周）
Differentiation of the trilaminar germ layer

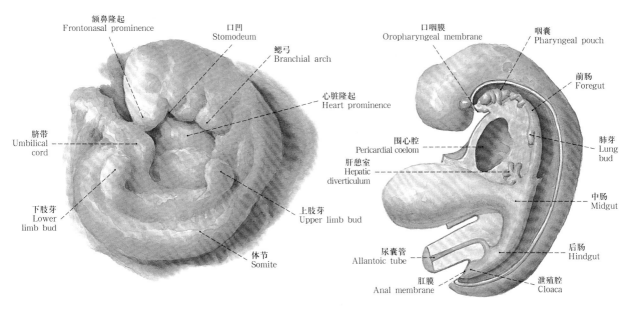

額鼻隆起
Frontonasal prominence

口凹
Stomodeum

鳃弓
Branchial arch

心脏隆起
Heart prominence

脐带
Umbilical
cord

下肢芽
Lower
limb bud

上肢芽
Upper limb bud

体节
Somite

口咽膜
Oropharyngeal membrane

咽囊
Pharyngeal pouch

前肠
Foregut

肺芽
Lung
bud

围心腔
Pericardial coelom

肝憩室
Hepatic
diverticulum

中肠
Midgut

尿囊管
Allantoic tube

肛膜
Anal membrane

后肠
Hindgut

泄殖腔
Cloaca

364.4 周人胚（顶臀 6mm）
Drawings of a 4—week embryo

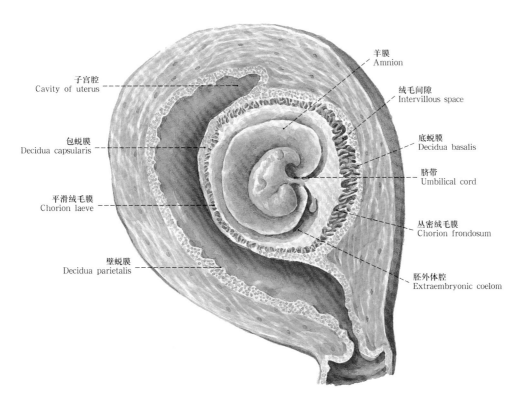

羊膜
Amnion

绒毛间隙
Intervillous space

子宫腔
Cavity of uterus

底蜕膜
Decidua basalis

包蜕膜
Decidua capsularis

脐带
Umbilical cord

平滑绒毛膜
Chorion laeve

丛密绒毛膜
Chorion frondosum

壁蜕膜
Decidua parietalis

胚外体腔
Extraembryonic coelom

365.胎膜和子宫内膜的关系
Relation of fetal membrane and endometrium

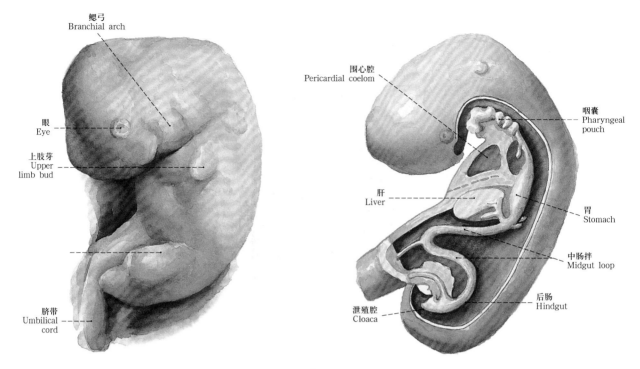

366.5 周人胚（12mm）
Drawings of a 5—week embryo

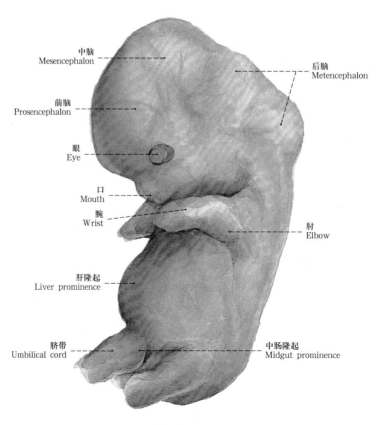

367.6 周人胚（20mm）
Drawing of a 6—week embryo

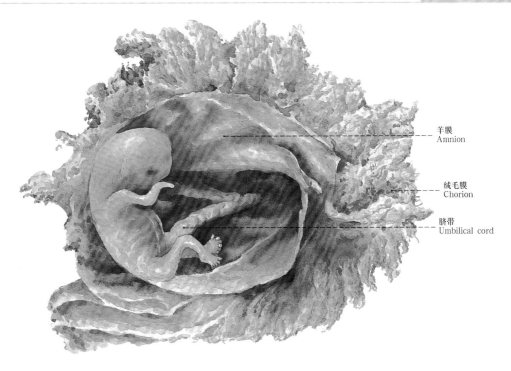

羊膜
Amnion

绒毛膜
Chorion

脐带
Umbilical cord

368.7周人胚在羊膜腔内（31mm）
Drawing of a 7—week embryo in amniotic cavity

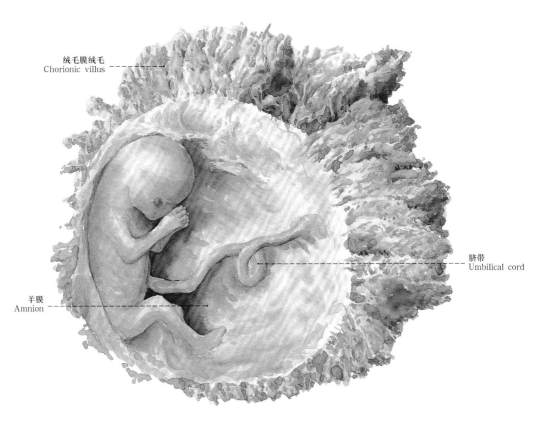

绒毛膜绒毛
Chorionic villus

脐带
Umbilical cord

羊膜
Amnion

369.9周胎儿（46mm）
Drawing of a 9—week fetus

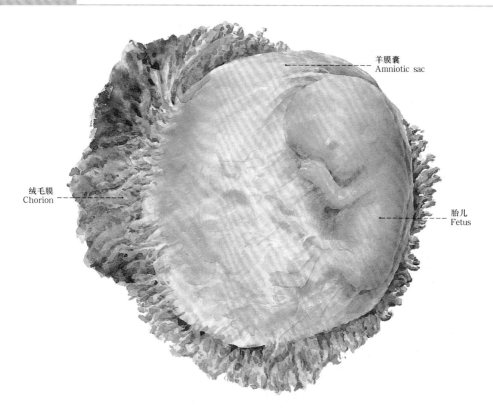

羊膜囊
Amniotic sac

绒毛膜
Chorion

胎儿
Fetus

370.9周胎儿在羊膜腔内（46mm）
Drawing of a 9—week fetus in amniotic cavity

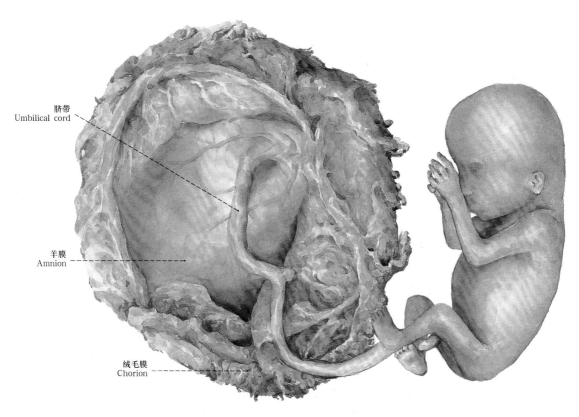

脐带
Umbilical cord

羊膜
Amnion

绒毛膜
Chorion

371.12周胎儿（55mm）
Drawing of a 12—week fetus

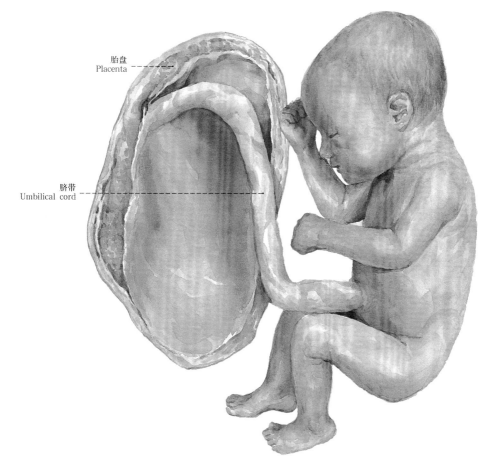

胎盘
Placenta

脐带
Umbilical cord

372.26 周胎儿 （250mm）
Drawing of a 26—week fetus

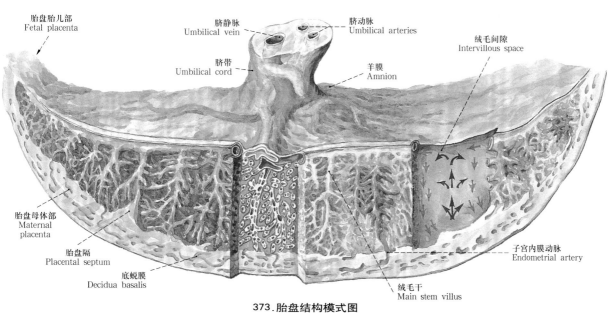

胎盘胎儿部
Fetal placenta

脐静脉
Umbilical vein

脐动脉
Umbilical arteries

绒毛间隙
Intervillous space

脐带
Umbilical cord

羊膜
Amnion

胎盘母体部
Maternal placenta

胎盘隔
Placental septum

底蜕膜
Decidua basalis

绒毛干
Main stem villus

子宫内膜动脉
Endometrial artery

373.胎盘结构模式图
Diagram of structure of the placenta

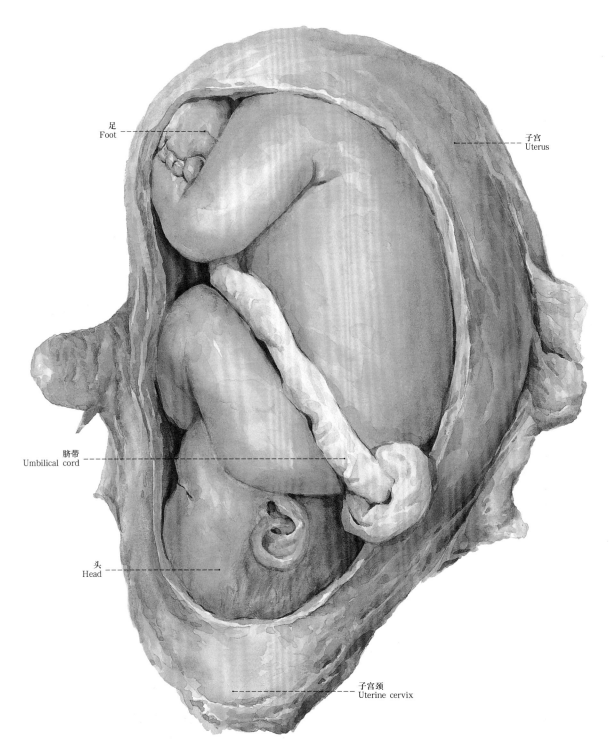

足
Foot

子宫
Uterus

脐带
Umbilical cord

头
Head

子宫颈
Uterine cervix

374.28 周胎儿在子宫内自然位置
Normal location of a 28—week fetus in the uterus

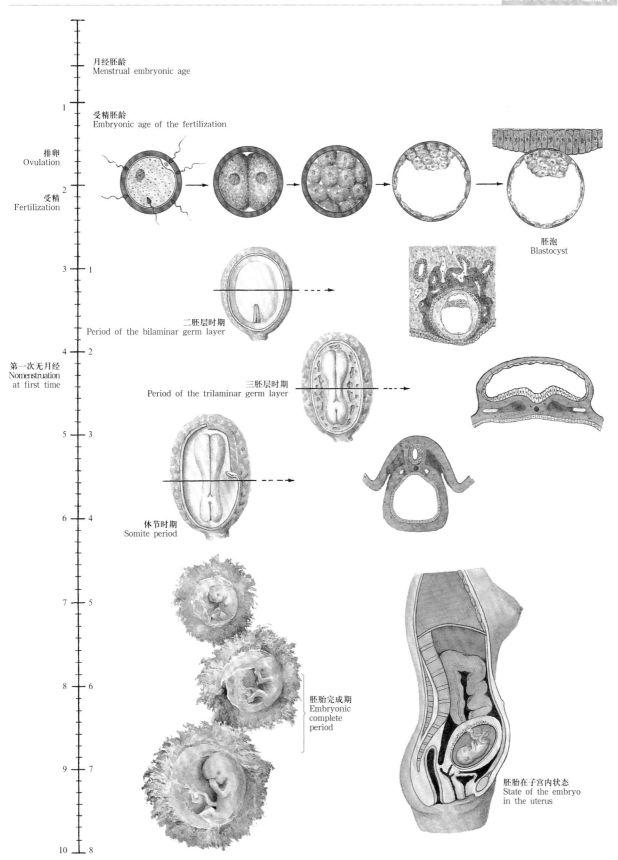

月经胚龄
Menstrual embryonic age

受精胚龄
Embryonic age of the fertilization

排卵
Ovulation

受精
Fertilization

胚泡
Blastocyst

二胚层时期
Period of the bilaminar germ layer

三胚层时期
Period of the trilaminar germ layer

第一次无月经
Nomenstruation
at first time

体节时期
Somite period

胚胎完成期
Embryonic
complete
period

胚胎在子宫内状态
State of the embryo
in the uterus

375．胚龄和胚胎早期发生
Embryonic age and early development of the embryo

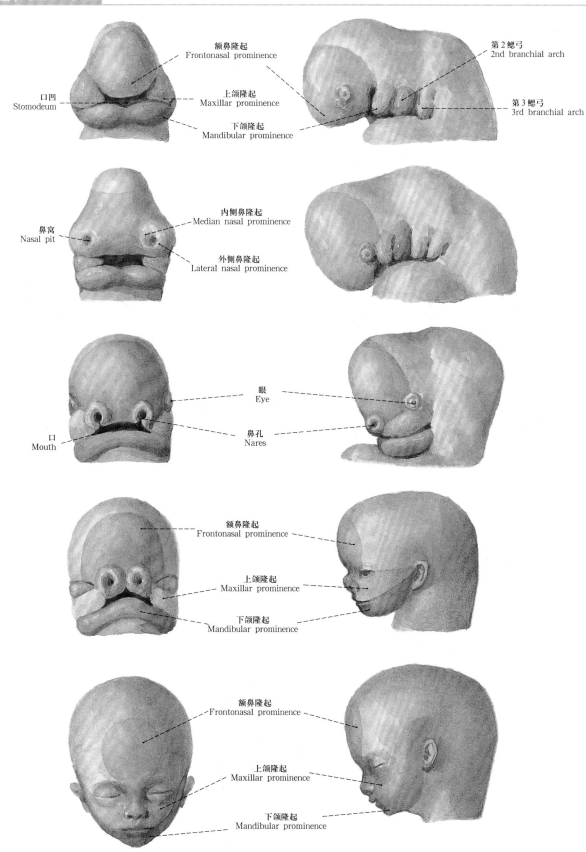

376.颜面的发生（3～14周）

Development of the face

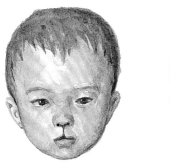
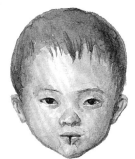
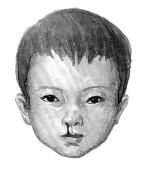
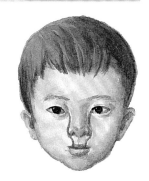

377.各型唇裂和面斜裂
Types of cleft lip and oblique facial cleft

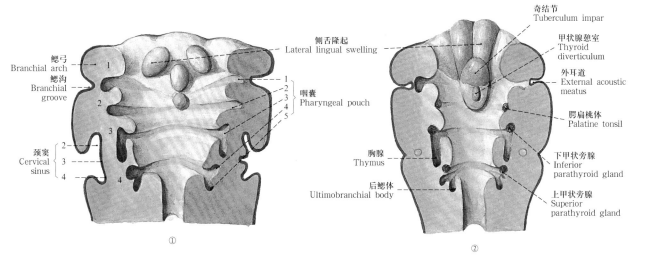

鳃弓
Branchial arch

鳃沟
Branchial groove

颈窦
Cervical sinus

侧舌隆起
Lateral lingual swelling

咽囊
Pharyngeal pouch

奇结节
Tuberculum impar

甲状腺憩室
Thyroid diverticulum

外耳道
External acoustic meatus

腭扁桃体
Palatine tonsil

胸腺
Thymus

后鳃体
Ultimobranchial body

下甲状旁腺
Inferior parathyroid gland

上甲状旁腺
Superior parathyroid gland

①　②

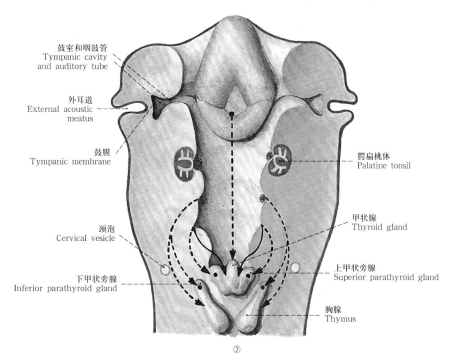

鼓室和咽鼓管
Tympanic cavity and auditory tube

外耳道
External acoustic meatus

鼓膜
Tympanic membrane

颈泡
Cervical vesicle

下甲状旁腺
Inferior parathyroid gland

腭扁桃体
Palatine tonsil

甲状腺
Thyroid gland

上甲状旁腺
Superior parathyroid gland

胸腺
Thymus

③

378.咽囊及其所演变的器官
Pharyngeal pouch and organs from pharyngeal pouch

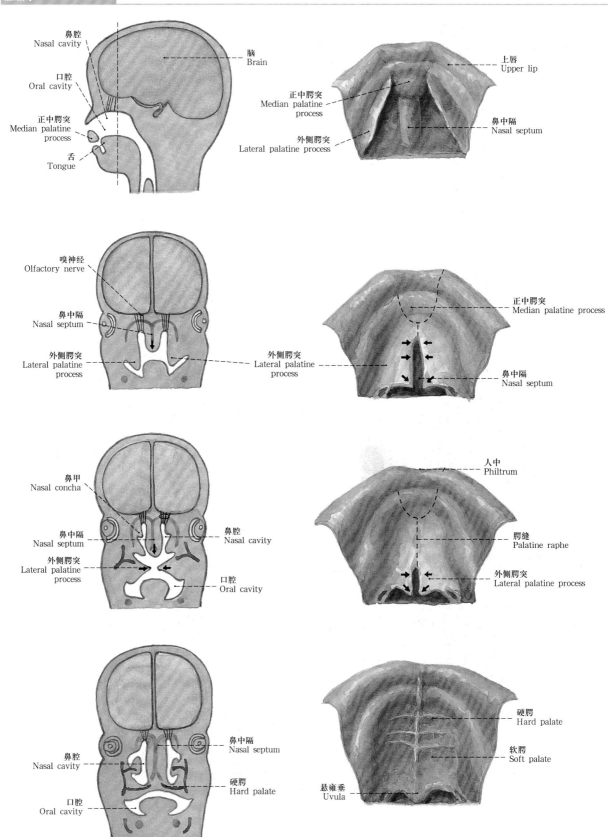

379.腭突和鼻中隔的发生（口鼻分隔）（6～12周）

Development of palatine process and nasal septum

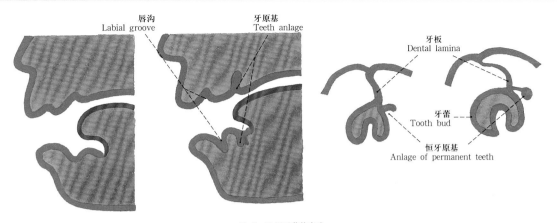

唇沟
Labial groove

牙原基
Teeth anlage

牙板
Dental lamina

牙蕾
Tooth bud

恒牙原基
Anlage of permanent teeth

① 8~10周牙蕾的发生
Development of 8~10 weeks tooth bud

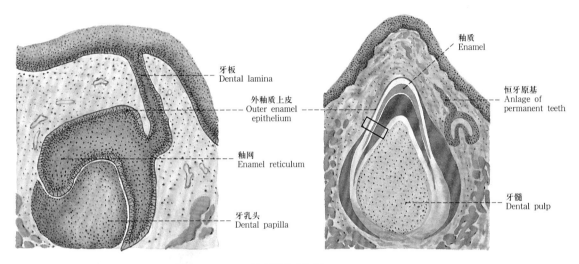

牙板
Dental lamina

外釉质上皮
Outer enamel epithelium

釉网
Enamel reticulum

牙乳头
Dental papilla

釉质
Enamel

恒牙原基
Anlage of permanent teeth

牙髓
Dental pulp

② 10~20周牙蕾的发生和改变
Development and change of 10~20 weeks tooth bud

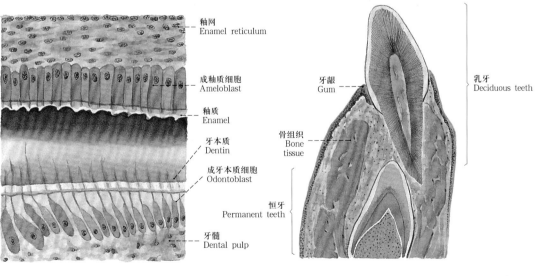

釉网
Enamel reticulum

成釉质细胞
Ameloblast

釉质
Enamel

牙本质
Dentin

成牙本质细胞
Odontoblast

牙髓
Dental pulp

牙龈
Gum

骨组织
Bone tissue

乳牙
Deciduous teeth

恒牙
Permanent teeth

③ 釉质
Enamel

④ 乳牙和恒牙原基
Anlages of deciduous teeth and permanent teeth

380. 牙的发生
Development of teeth

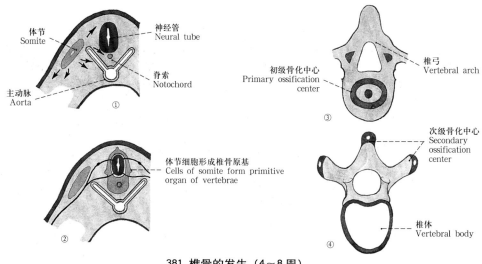

381. 椎骨的发生（4～8周）
Development of vertebrae

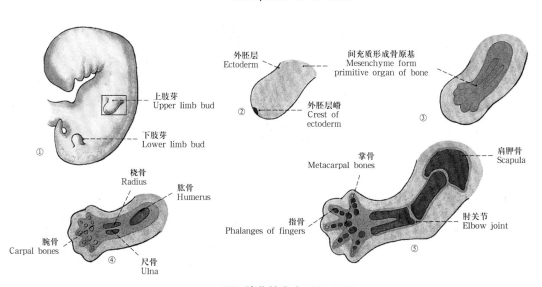

382. 肢芽的发生（4～6周）
Development of limb bud

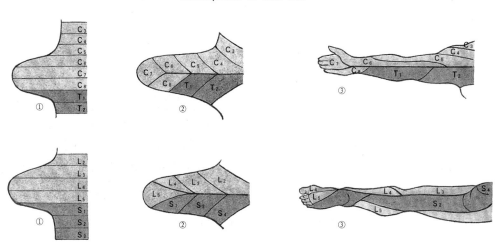

383. 四肢皮节发生的神经分布
Development of dermatomere of limbs and distribution of nerves

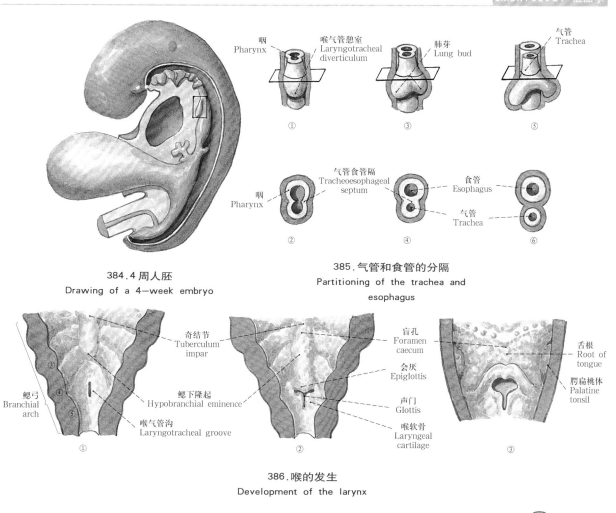

咽
Pharynx

喉气管憩室
Laryngotracheal diverticulum

肺芽
Lung bud

气管
Trachea

①

③

⑤

咽
Pharynx

气管食管隔
Tracheoesophageal septum

食管
Esophagus

气管
Trachea

②

④

⑥

384.4周人胚
Drawing of a 4-week embryo

385.气管和食管的分隔
Partitioning of the trachea and esophagus

奇结节
Tuberculum impar

鳃弓
Branchial arch

鳃下隆起
Hypobranchial eminence

喉气管沟
Laryngotracheal groove

①

盲孔
Foramen caecum

会厌
Epiglottis

声门
Glottis

喉软骨
Laryngeal cartilage

②

舌根
Root of tongue

腭扁桃体
Palatine tonsil

③

386.喉的发生
Development of the larynx

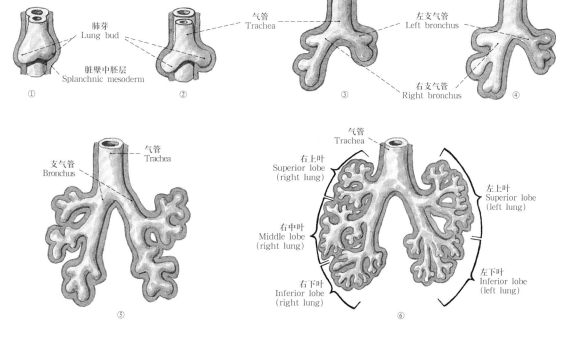

肺芽
Lung bud

脏壁中胚层
Splanchnic mesoderm

①

气管
Trachea

②

左支气管
Left bronchus

右支气管
Right bronchus

③

④

气管
Trachea

支气管
Bronchus

⑤

气管
Trachea

右上叶
Superior lobe (right lung)

右中叶
Middle lobe (right lung)

右下叶
Inferior lobe (right lung)

左上叶
Superior lobe (left lung)

左下叶
Inferior lobe (left lung)

⑥

387.支气管和肺的发生（4～8周）
Development of the bronchi and lung

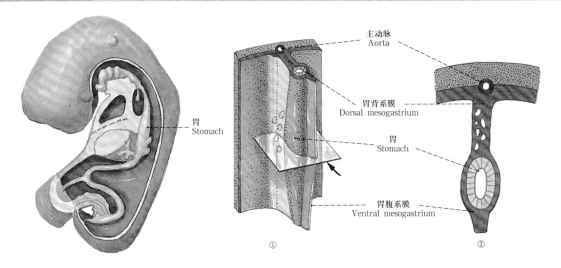

胃
Stomach

主动脉
Aorta

胃背系膜
Dorsal mesogastrium

胃
Stomach

胃腹系膜
Ventral mesogastrium

①

②

388.5 周人胚
Drawing of a 5-week embryo

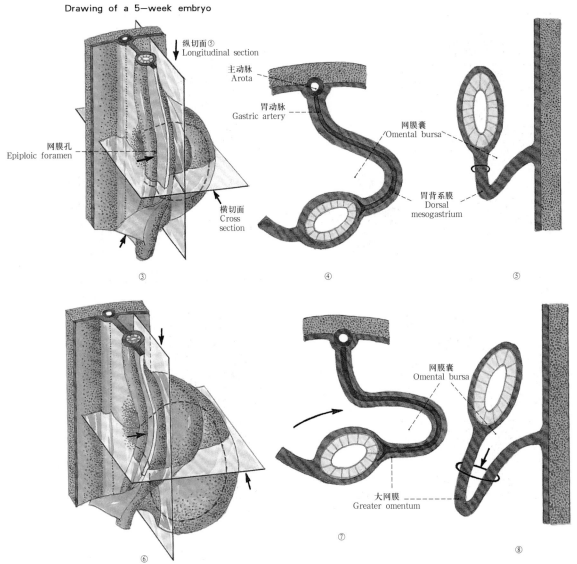

纵切面⑤
Longitudinal section

主动脉
Arota

胃动脉
Gastric artery

网膜孔
Epiploic foramen

网膜囊
Omental bursa

胃背系膜
Dorsal mesogastrium

横切面
Cross section

③

④

⑤

网膜囊
Omental bursa

大网膜
Greater omentum

⑥

⑦

⑧

389.胃和网膜囊的发生
Development of the stomach and omental bursa

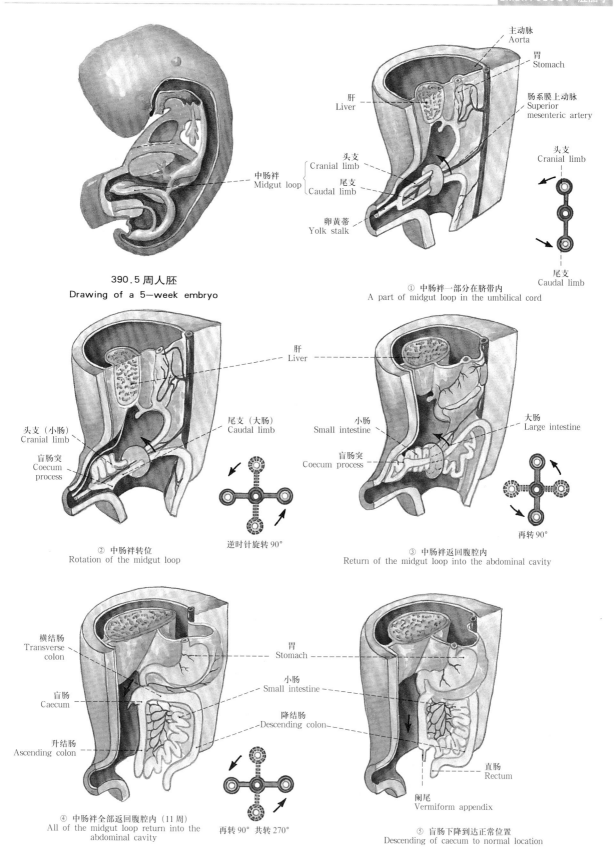

中肠袢
Midgut loop

390.5周人胚
Drawing of a 5—week embryo

主动脉
Aorta

胃
Stomach

肝
Liver

肠系膜上动脉
Superior mesenteric artery

头支
Cranial limb

尾支
Caudal limb

头支
Cranial limb

尾支
Caudal limb

卵黄蒂
Yolk stalk

① 中肠袢一部分在脐带内
A part of midgut loop in the umbilical cord

肝
Liver

头支（小肠）
Cranial limb

尾支（大肠）
Caudal limb

盲肠突
Coecum process

② 中肠袢转位
Rotation of the midgut loop

逆时针旋转90°

小肠
Small intestine

大肠
Large intestine

盲肠突
Coecum process

再转90°

③ 中肠袢返回腹腔内
Return of the midgut loop into the abdominal cavity

横结肠
Transverse colon

盲肠
Caecum

升结肠
Ascending colon

④ 中肠袢全部返回腹腔内（11周）
All of the midgut loop return into the abdominal cavity

再转90° 共转270°

胃
Stomach

小肠
Small intestine

降结肠
Descending colon

直肠
Rectum

阑尾
Vermiform appendix

⑤ 盲肠下降到达正常位置
Descending of caecum to normal location

391.肠的发生
Development of gut

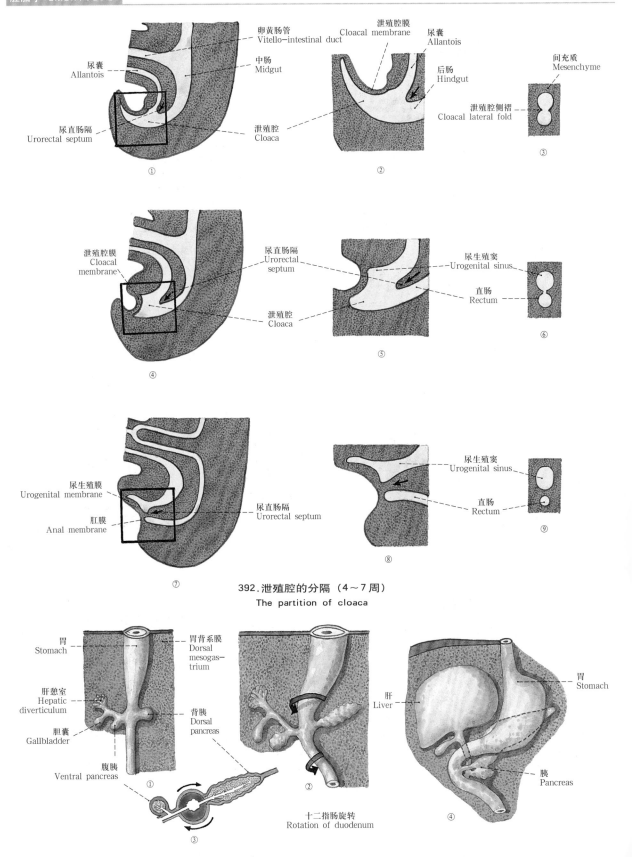

卵黄肠管
Vitello-intestinal duct

尿囊
Allantois

中肠
Midgut

泄殖腔膜
Cloacal membrane

尿囊
Allantois

后肠
Hindgut

间充质
Mesenchyme

尿直肠隔
Urorectal septum

泄殖腔
Cloaca

泄殖腔侧褶
Cloacal lateral fold

①

②

③

泄殖腔膜
Cloacal membrane

尿直肠隔
Urorectal septum

尿生殖窦
Urogenital sinus

泄殖腔
Cloaca

直肠
Rectum

④

⑤

⑥

尿生殖膜
Urogenital membrane

肛膜
Anal membrane

尿直肠隔
Urorectal septum

尿生殖窦
Urogenital sinus

直肠
Rectum

⑦

⑧

⑨

392. 泄殖腔的分隔 （4～7周）
The partition of cloaca

胃
Stomach

胃背系膜
Dorsal mesogastrium

肝憩室
Hepatic diverticulum

胆囊
Gallbladder

腹胰
Ventral pancreas

背胰
Dorsal pancreas

肝
Liver

胃
Stomach

胰
Pancreas

①

②

③

十二指肠旋转
Rotation of duodenum

④

393. 胰腺的发生 （5～8周）
Development of pancreas

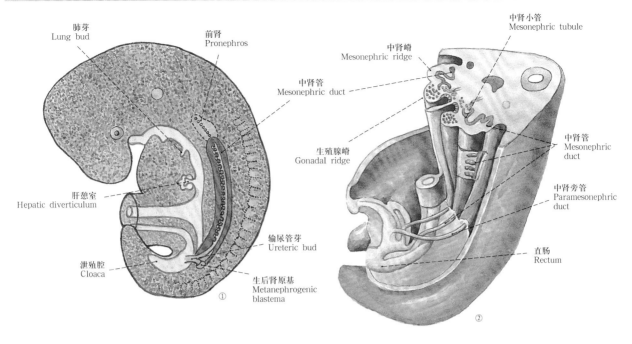

肺芽
Lung bud

前肾
Pronephros

中肾管
Mesonephric duct

生殖腺嵴
Gonadal ridge

肝憩室
Hepatic diverticulum

泄殖腔
Cloaca

输尿管芽
Ureteric bud

生后肾原基
Metanephrogenic blastema

①

中肾小管
Mesonephric tubule

中肾嵴
Mesonephric ridge

中肾管
Mesonephric duct

中肾旁管
Paramesonephric duct

直肠
Rectum

②

394. 前、中肾的发生（4～5周）
Development of pronephros and mesonephros

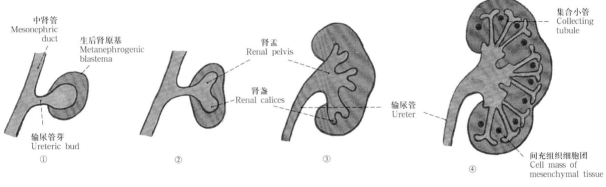

中肾管
Mesonephric duct

生后肾原基
Metanephrogenic blastema

输尿管芽
Ureteric bud

①

肾盂
Renal pelvis

肾盏
Renal calices

②

输尿管
Ureter

③

集合小管
Collecting tubule

间充组织细胞团
Cell mass of mesenchymal tissue

④

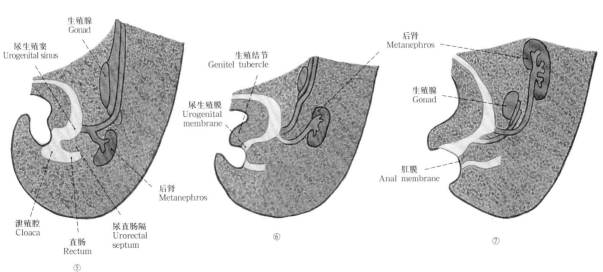

尿生殖窦
Urogenital sinus

生殖腺
Gonad

泄殖腔
Cloaca

直肠
Rectum

尿直肠隔
Urorectal septum

后肾
Metanephros

⑤

生殖结节
Genitel tubercle

尿生殖膜
Urogenital membrane

后肾
Metanephros

⑥

后肾
Metanephros

生殖腺
Gonad

肛膜
Anal membrane

⑦

395. 后肾的发生（从⑤～⑦后肾上移、生殖腺下降）
Development of metanephros

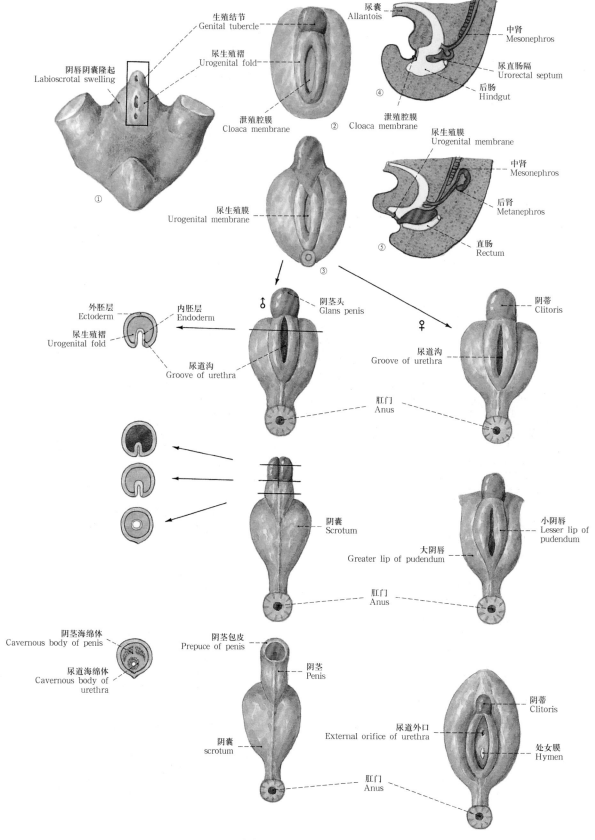

396.外生殖器发生示意图 (4~12周)
Diagram showing development of external genital organs

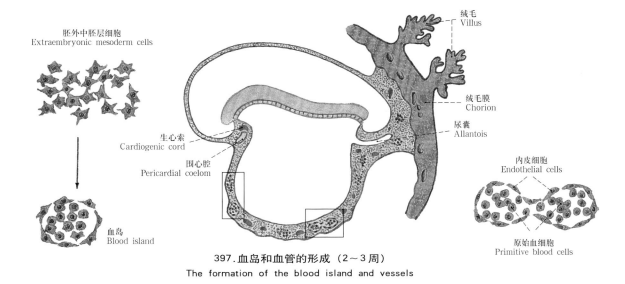

胚外中胚层细胞
Extraembryonic mesoderm cells

生心索
Cardiogenic cord

围心腔
Pericardial coelom

血岛
Blood island

绒毛
Villus

绒毛膜
Chorion

尿囊
Allantois

内皮细胞
Endothelial cells

原始血细胞
Primitive blood cells

397.血岛和血管的形成（2～3周）
The formation of the blood island and vessels

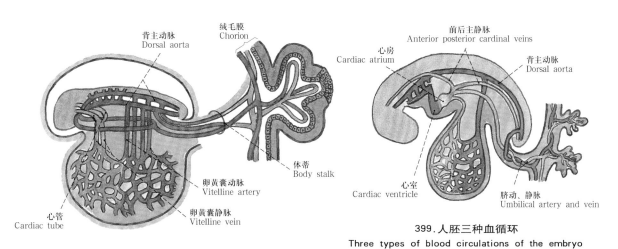

背主动脉
Dorsal aorta

绒毛膜
Chorion

体蒂
Body stalk

卵黄囊动脉
Vitelline artery

卵黄囊静脉
Vitelline vein

心管
Cardiac tube

398.体蒂时期血循环
The blood circulation during the body stalk

前后主静脉
Anterior posterior cardinal veins

心房
Cardiac atrium

背主动脉
Dorsal aorta

心室
Cardiac ventricle

脐动、静脉
Umbilical artery and vein

399.人胚三种血循环
Three types of blood circulations of the embryo

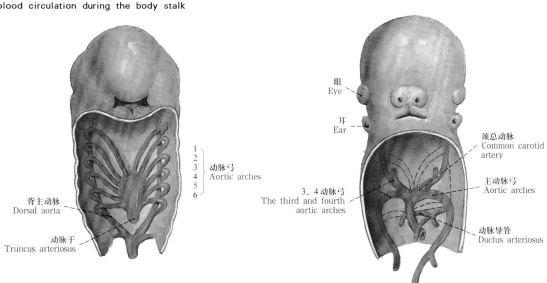

动脉弓
Aortic arches

背主动脉
Dorsal aorta

动脉干
Truncus arteriosus

眼
Eye

耳
Ear

3、4动脉弓
The third and fourth aortic arches

颈总动脉
Common carotid artery

主动脉弓
Aortic arches

动脉导管
Ductus arteriosus

400.动脉弓及其改变（3～5周）
Aortic arches and their change

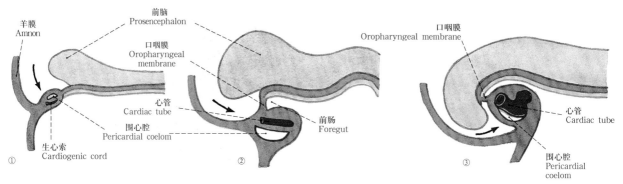

401. 心管和围心腔的位置变化（2～3周）
Change of location of the cardiac tube and pericardial coelom

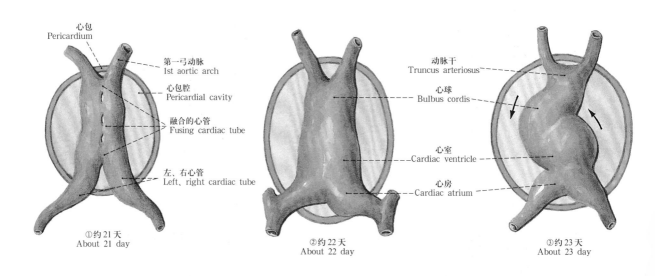

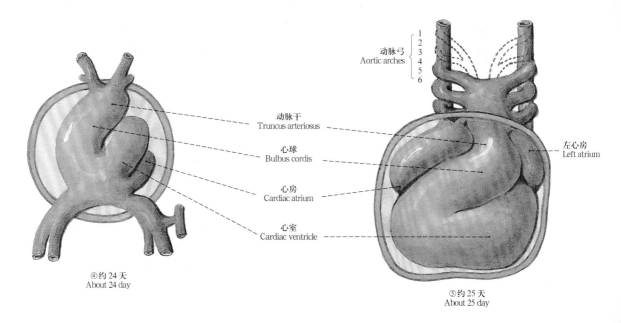

402. 心脏外形的改变（3～8周）
The change of heart shape

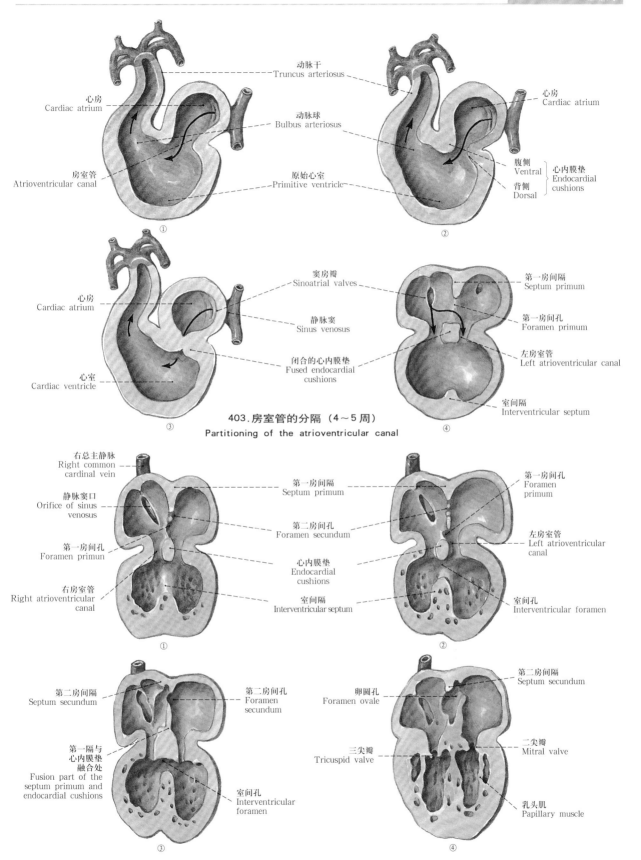

动脉干
Truncus arteriosus

心房
Cardiac atrium

动脉球
Bulbus arteriosus

房室管
Atrioventricular canal

原始心室
Primitive ventricle

①

心房
Cardiac atrium

腹侧
Ventral
背侧
Dorsal
心内膜垫
Endocardial cushions

②

心房
Cardiac atrium

心室
Cardiac ventricle

③

窦房瓣
Sinoatrial valves

静脉窦
Sinus venosus

闭合的心内膜垫
Fused endocardial cushions

第一房间隔
Septum primum

第一房间孔
Foramen primum

左房室管
Left atrioventricular canal

室间隔
Interventricular septum

④

403. 房室管的分隔 (4～5周)
Partitioning of the atrioventricular canal

右总主静脉
Right common cardinal vein

静脉窦口
Orifice of sinus venosus

第一房间孔
Foramen primun

右房室管
Right atrioventricular canal

第一房间隔
Septum primum

第二房间孔
Foramen secundum

心内膜垫
Endocardial cushions

室间隔
Interventricular septum

①

第一房间孔
Foramen primum

左房室管
Left atrioventricular canal

室间孔
Interventricular foramen

②

第二房间隔
Septum secundum

第一隔与
心内膜垫
融合处
Fusion part of the
septum primum and
endocardial cushions

第二房间孔
Foramen secundum

室间孔
Interventricular foramen

③

卵圆孔
Foramen ovale

三尖瓣
Tricuspid valve

第二房间隔
Septum secundum

二尖瓣
Mitral valve

乳头肌
Papillary muscle

④

404. 心房和心室的分隔 (3～8周)
Partitioning of the cardiac atrium and cardiac ventricle

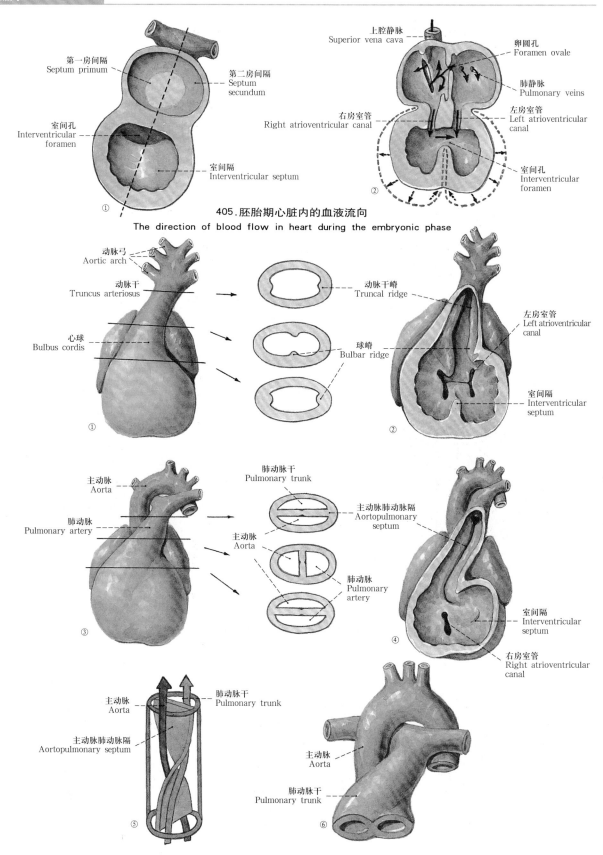

第一房间隔
Septum primum

第二房间隔
Septum secundum

室间孔
Interventricular foramen

室间隔
Interventricular septum

①

上腔静脉
Superior vena cava

卵圆孔
Foramen ovale

肺静脉
Pulmonary veins

右房室管
Right atrioventricular canal

左房室管
Left atrioventricular canal

室间孔
Interventricular foramen

②

405.胚胎期心脏内的血液流向
The direction of blood flow in heart during the embryonic phase

动脉弓
Aortic arch

动脉干
Truncus arteriosus

心球
Bulbus cordis

动脉干嵴
Truncal ridge

球嵴
Bulbar ridge

①

左房室管
Left atrioventricular canal

室间隔
Interventricular septum

②

主动脉
Aorta

肺动脉
Pulmonary artery

肺动脉干
Pulmonary trunk

主动脉
Aorta

主动脉肺动脉隔
Aortopulmonary septum

肺动脉
Pulmonary artery

③

主动脉肺动脉隔
Aortopulmonary septum

室间隔
Interventricular septum

右房室管
Right atrioventricular canal

④

主动脉
Aorta

主动脉肺动脉隔
Aortopulmonary septum

肺动脉干
Pulmonary trunk

⑤

主动脉
Aorta

肺动脉干
Pulmonary trunk

⑥

406.心球和动脉干的分隔（3～5周）
The partition of the bulbus cardis and truncus arteriosus

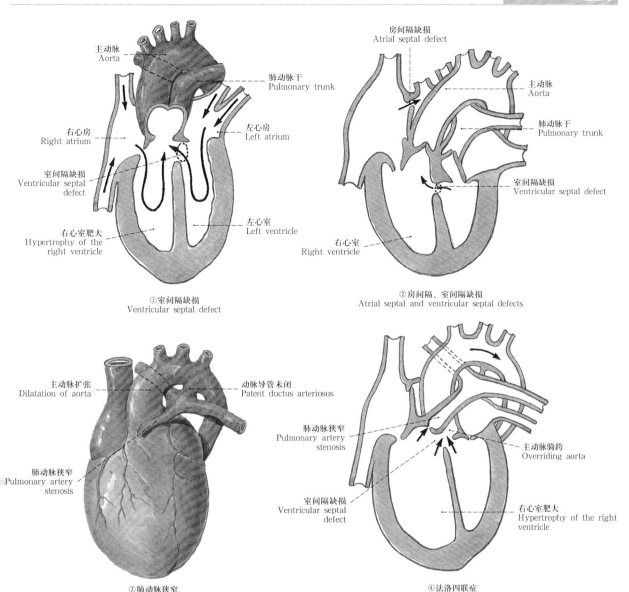

①室间隔缺损
Ventricular septal defect

主动脉
Aorta

肺动脉干
Pulmonary trunk

右心房
Right atrium

左心房
Left atrium

室间隔缺损
Ventricular septal
defect

右心室肥大
Hypertrophy of the
right ventricle

左心室
Left ventricle

②房间隔、室间隔缺损
Atrial septal and ventricular septal defects

房间隔缺损
Atrial septal defect

主动脉
Aorta

肺动脉干
Pulmonary trunk

室间隔缺损
Ventricular septal defect

右心室
Right ventricle

③肺动脉狭窄
Pulmonary artery stenosis

主动脉扩张
Dilatation of aorta

动脉导管未闭
Patent ductus arteriosus

肺动脉狭窄
Pulmonary artery
stenosis

④法洛四联症
Tetralogy of Fallot

肺动脉狭窄
Pulmonary artery
stenosis

主动脉骑跨
Overriding aorta

室间隔缺损
Ventricular septal
defect

右心室肥大
Hypertrophy of the right
ventricle

407.心脏发育异常
Abnormal development of the heart

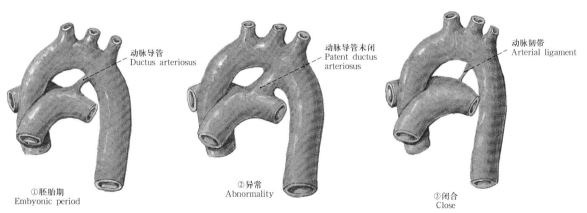

动脉导管
Ductus arteriosus

动脉导管未闭
Patent ductus
arteriosus

动脉韧带
Arterial ligament

①胚胎期
Embryonic period

②异常
Abnormality

③闭合
Close

408.动脉导管异常
Abnormal ductus arteriosus

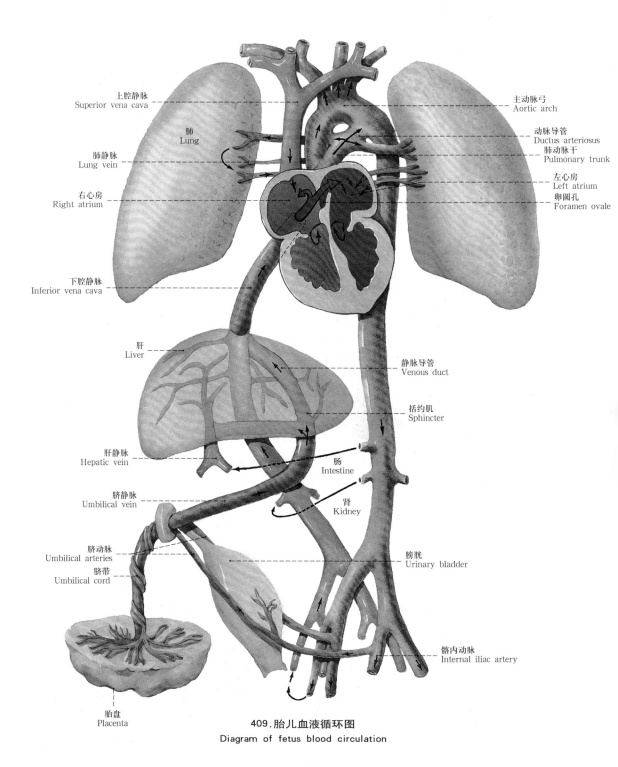

上腔静脉
Superior vena cava

主动脉弓
Aortic arch

肺
Lung

动脉导管
Ductus arteriosus

肺静脉
Lung vein

肺动脉干
Pulmonary trunk

左心房
Left atrium

右心房
Right atrium

卵圆孔
Foramen ovale

下腔静脉
Inferior vena cava

肝
Liver

静脉导管
Venous duct

括约肌
Sphincter

肝静脉
Hepatic vein

肠
Intestine

脐静脉
Umbilical vein

肾
Kidney

脐动脉
Umbilical arteries

膀胱
Urinary bladder

脐带
Umbilical cord

髂内动脉
Internal iliac artery

胎盘
Placenta

409.胎儿血液循环图
Diagram of fetus blood circulation

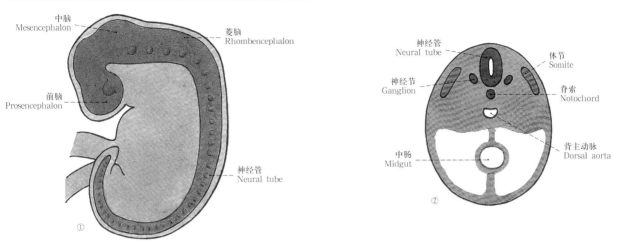

410.神经管和三个脑泡发生示意图（4～5 周）

Diagram showing development of neural tube and three brain vesicles

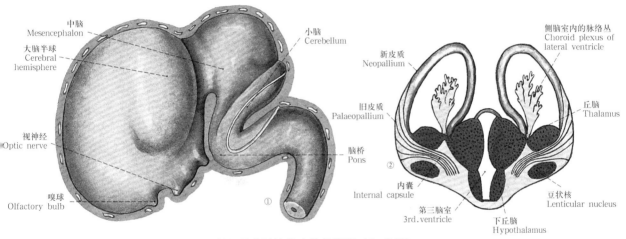

411.三个脑泡发育的示意图（4～9 周）

Diagram showing development of three brain vesicles

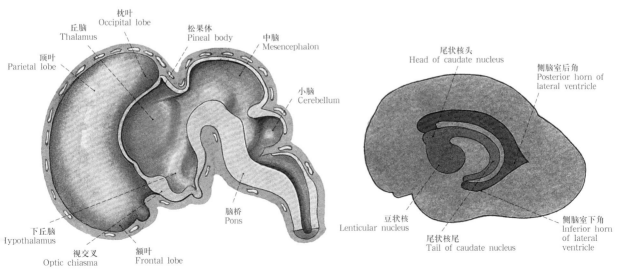

412.三个脑泡正中矢状切面

Median and sagittal section of three brain vesicles

413.脑室和纹状体的发育（4～9 周）

Development of cerebral ventricle and corpus striatum

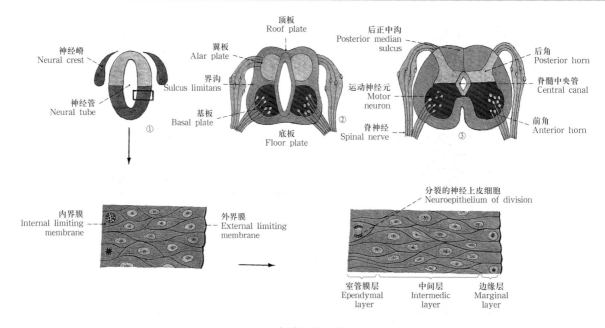

414.脊髓发生示意图

Diagram showing the development of spinal cord

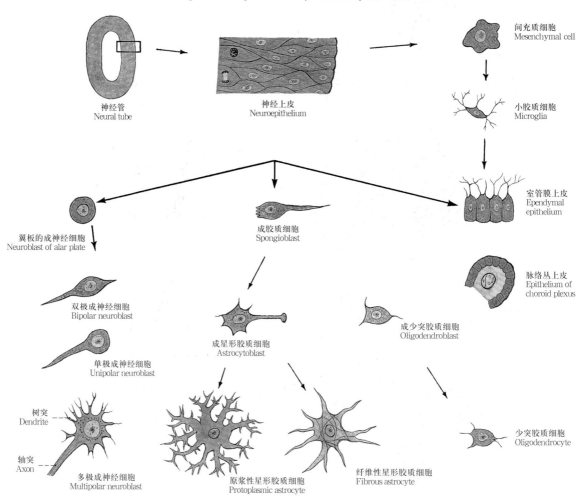

415.中枢神经系统的组织分化（4～8周）

Differentiation of tissue in central nerve system

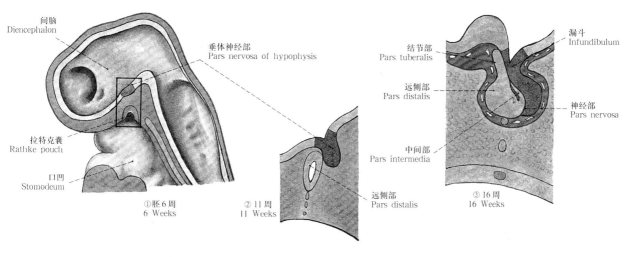

①胚6周
6 Weeks

②11周
11 Weeks

③16周
16 Weeks

416.垂体的发生（6～16周）
Development of hypophysis

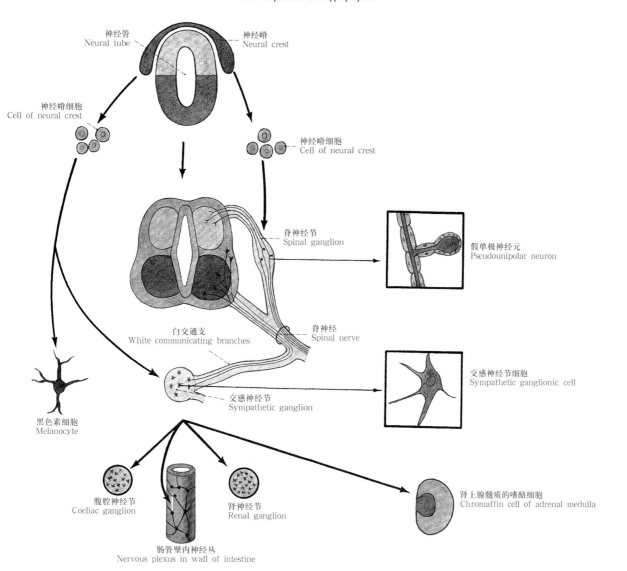

417.神经嵴分化示意图
Diagram showing differentiation of neural crest

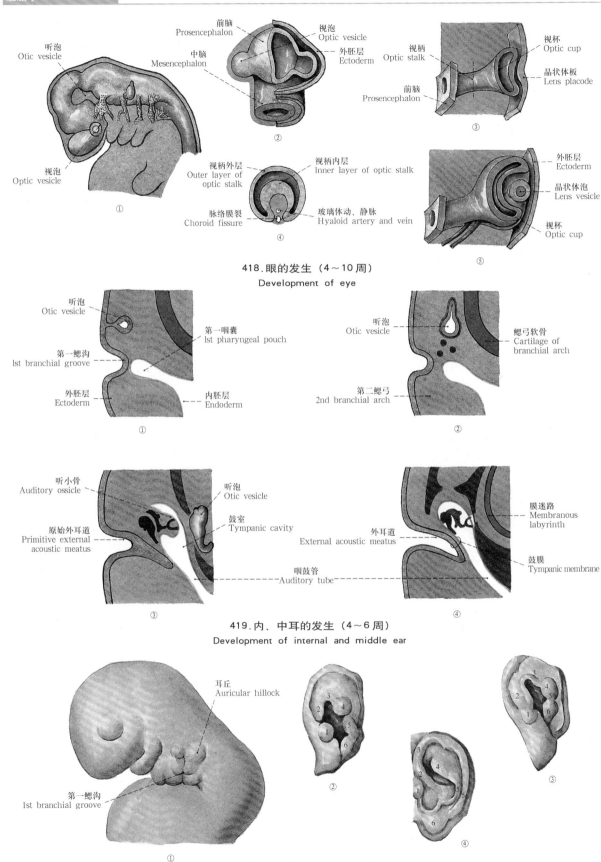

听泡
Otic vesicle

前脑
Prosencephalon

中脑
Mesencephalon

视泡
Optic vesicle

外胚层
Ectoderm

视柄
Optic stalk

前脑
Prosencephalon

视杯
Optic cup

晶状体板
Lens placode

视泡
Optic vesicle

视柄外层
Outer layer of optic stalk

脉络膜裂
Choroid fissure

视柄内层
Inner layer of optic stalk

玻璃体动、静脉
Hyaloid artery and vein

外胚层
Ectoderm

晶状体泡
Lens vesicle

视杯
Optic cup

418.眼的发生（4～10周）
Development of eye

听泡
Otic vesicle

第一咽囊
lst pharyngeal pouch

第一鳃沟
lst branchial groove

外胚层
Ectoderm

内胚层
Endoderm

听泡
Otic vesicle

鳃弓软骨
Cartilage of branchial arch

第二鳃弓
2nd branchial arch

听小骨
Auditory ossicle

原始外耳道
Primitive external acoustic meatus

听泡
Otic vesicle

鼓室
Tympanic cavity

咽鼓管
Auditory tube

外耳道
External acoustic meatus

膜迷路
Membranous labyrinth

鼓膜
Tympanic membrane

419.内、中耳的发生（4～6周）
Development of internal and middle ear

耳丘
Auricular hillock

第一鳃沟
lst branchial groove

420.外耳的发生（5～6周）
Development of external ear